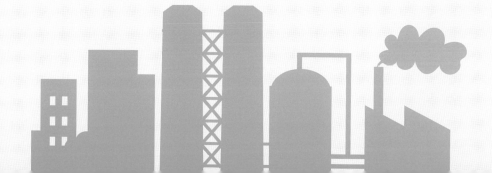

未来のために学ぶ
四大公害病

監修　除本理史

岩崎書店

はじめに

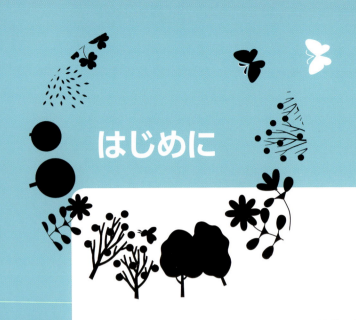

　なぜ今、わたしたちは「四大公害病」について学ぶ必要があるのでしょうか。大きくいえば、そこには次のふたつの意義があります。

　ひとつは「環境問題」の基本的な問題点がはっきりとあらわれているため、「公害」を通じてわたしたちはそれらをよく学ぶことができるからです。

　わたしたちをとりまく「環境」は、空気や水などの自然資源、それらをふくむ海・山・川などの自然環境、さらに歴史的な町なみなどの人工的環境まで、いろいろな要素からなっています。それらは、わたしたちのくらしにとって必要なモノ（食料や工業製品など）の源泉であり、あるいは精神的な面で生活に豊かさをあたえてくれる要素でもあります。

　しかしそうした「環境」は、しばしばお金ではかられる値段がついていないために、粗末にあつかわれ、汚されたり傷つけられたりしてきました。空気や水や大地を汚した結果、生活環境が破壊され、わたしたちの健康やいのちまで損なわれてしまったのが「公害」なのです。

　この本でも紹介しているように、公害は「四大公害」だけではありません。日本の公害の「原点」といわれる足尾銅山の鉱毒事件や、「四大公害」と同時代に

全国各地で起きたさまざまな公害があります（「四大」とされるのはそれらの裁判が社会的に注目を集めたためです）。また日本以外の国でも、公害はくりかえされてきました。わたしたちはこれらの教訓に学び、環境を維持しながら経済発展をしていかなくてはなりません。

　もうひとつは、公害が今も終わっておらず、さまざまな問題が継続しているからです。救済を求めて裁判を続けている被害者がいますし、汚染がふたたび広がらないよう、長期的に管理する課題も残されています。最近の福島原発事故は、史上最大の公害といってよいでしょう。

　このように公害は、単なる歴史ではなく、現代の問題でもあります。また、公害の歴史を知ることで、わたしたちの社会が将来進むべき道すじについても深く考えることができるでしょう。歴史を知ることは、現在をみきわめ、将来を展望することにもなるのです。

除本理史

もくじ

はじめに……2

四大公害病って、なんだろう？……6
四大公害病と日本のあゆみ……8

第1章 水俣病　日本最大規模の公害病……11

水俣病と水俣湾……12
水俣病はどんな病気？……14
水俣病のこれまで……16
水俣病に苦しむ人たち……18
水俣病の今とこれから……20

日本の公害問題の原点……22

第2章 新潟水俣病　もうひとつの水俣病……23

新潟水俣病と阿賀野川……24
新潟水俣病を引き起こしたもの……26
新潟水俣病のこれまで……28
新潟水俣病の今とこれから……30

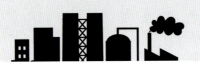

裁判はこうしておこなわれる……32

第3章 イタイイタイ病　原因不明の病から公害病へ……33

イタイイタイ病と神通川……34
イタイイタイ病はどんな病気？……36
イタイイタイ病を引き起こしたもの……38
イタイイタイ病のこれまで……40
イタイイタイ病の今とこれから……42

悲劇を今に語り伝える……44

第4章 四日市ぜんそく　空気のよごれが引き起こした病……45

四日市ぜんそくと石油化学コンビナート……46
四日市ぜんそくはどんな病気？……48
四日市ぜんそくのこれまで……50
四日市ぜんそくの今とこれから……52

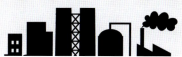

世界の公害……54

第5章 公害と日本　これからの未来のために……55

四大公害病裁判が日本を変えた……56
公害とこれからのわたしたち……58

四大公害病をより深く知るために……60

さくいん……62

四大公害病って、なんだろう？

　日本で「公害」ということばが広く使われるようになったのは、1960年代になってからです。そのころ日本は、第二次世界大戦に敗れた痛手から立ち直り、産業をめざましく発展させ、「高度経済成長期」とよばれる時代に入っていました。多くの家庭で、さまざまな家電製品や自動車を持てるようになり、生活はどんどん便利になっていきました。

　ところがその一方で、急激な工業化によって、水や空気、土がよごれ、人びとの健康や動植物を痛めつける公害が、新たな社会問題になったのです。

　この公害が原因で起こる病気が「公害病」です。そして、1950年代から1960年代にかけて表面化し、とくに大きな被害をもたらしたのが、「四大公害病」です。

イタイイタイ病（33ページ）
富山県神通川流域

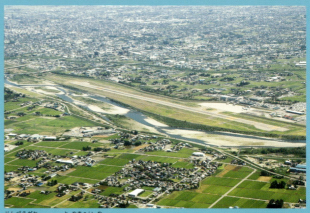

神通川は、富山平野を流れる川。

水俣病（11ページ）
熊本県水俣市

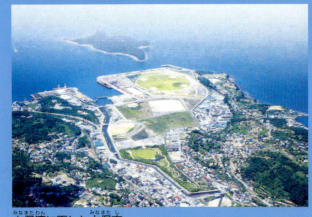

水俣湾に面した水俣市。

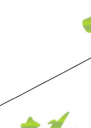

新潟水俣病 (23ページ)
新潟県阿賀野川流域

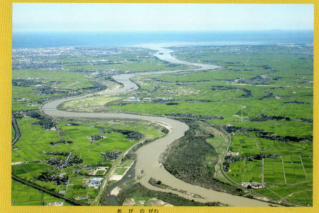

日本で10番目に長い阿賀野川。

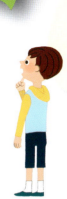

この4つの地域で公害病が発生したのには、どんな理由があるんだろう？

四日市ぜんそく (45ページ)
三重県四日市市

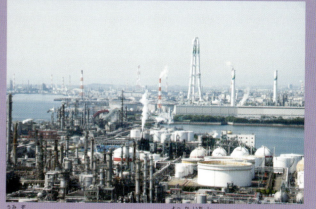

海沿いに多くの工場が建ちならぶ四日市市。

*公式に確認された年。

	水俣病	新潟水俣病	イタイイタイ病	四日市ぜんそく
発生したのは？	1956年*	1965年*	1910年ごろ	1959年ごろ
原因となった物質は？	メチル水銀	メチル水銀	カドミウム	亜硫酸ガス
汚染されたのは？	海の水など	川の水など		空気
おもな症状は？	手足のしびれ、ふるえ、耳鳴り、目が見える範囲がせまくなる、ことばがはっきりしない、など		骨軟化症、骨粗しょう症など	気管支ぜんそく、慢性気管支炎、肺気腫など

四大公害病と日本のあゆみ

● 水俣病　★ 新潟水俣病　■ イタイイタイ病　▼ 四日市ぜんそく

明治　大正　昭和

四大公害病に関するできごと

- **一九〇五** ■ 神岡鉱山で亜鉛鉱石の採掘が始まる
- **一九〇八** ● 日本窒素肥料（後のチッソ）が水俣に工場を建設し、化学肥料の生産を始める
- **一九三二** ● チッソがアセトアルデヒドの生産開始。メチル水銀をふくむ工場廃水を水俣湾に流し始める
- **一九三六** ★ 昭和合成化学工業鹿瀬工場でアセトアルデヒドの生産が始まる　昭和合成化学工業（後の昭和電工）が鹿瀬町に工場を建設
- **一九四六** ■ 婦中町（現在の富山市）の萩野昇医師が地元で多発している奇病の研究を始める
- **一九五一** ■ 三井金属鉱業が鉱毒の被害を受けた町村などに被害補償金を支払う（一九六八年まで）
- **一九五五** ■『富山新聞』が婦中町周辺でみられる奇病を「いたいいたい病」として紹介される
- **一九五六** ▼ 四日市市塩浜地区の海軍燃料工場跡地が、三菱油化を中心とする企業に払い下げられる　● 原因不明の病気の報告（水俣病の公式確認）
- **一九五七** ● チッソが工場廃水を水俣川河口に流し始める　■ 萩野医師が県医学会でイタイイタイ病の鉱毒原因説を発表　★ 鹿瀬工場のアセトアルデヒドの生産設備を増強　● 水俣保健所・熊本大学によるネコを用いた実験。熊本県が水俣湾内の魚介類を食べないよう呼びかける
- **一九五八** ▼ 四日市第一コンビナートが本格的に動き始める（翌年からふたたび水俣湾に流す）　● 熊本大学が汚染物質が水銀であるとする説を発表。チッソと水俣病被害者との見舞金契約が結ばれる
- **一九五九** ■ 萩野医師らがイタイイタイ病の原因は神岡鉱山から出たカドミウムであると発表
- **一九六〇** ▼ 四日市ぜんそくが多発
- **一九六一** ▼ 伊勢湾の漁師たちが石油コンビナートの工場に対して損害賠償を求める　■ 富山県がイタイイタイ病の原因究明を始める

その他のおもなできごと

- **一八六八** 明治維新
- **一九一四** 第一次世界大戦が起こる
- **一九二三** 関東大震災が起こる
- **一九三九** 第二次世界大戦が起こる
- **一九五〇** 朝鮮戦争が起こり、日本はアメリカから軍事物資の大量注文を受ける
- **一九六〇** このころから日本が高度経済成長期に入る

公害の問題は、日本の経済的な発展のあゆみと強く結びついています。

明治時代に入ってから日本は、国を豊かにして兵力を強化する「富国強兵」という目標をかかげます。そのために、軍艦や大砲をつくる鉄や、重要な輸出品である銅などの生産に力を入れました。やがて戦争の時代に入り、第二次世界大戦に負けた日本は、朝鮮戦争をへて、急激な経済成長をとげます。

この高度経済成長期を支えたおもな産業は、製鉄や造船、化学肥料などの重化学工業でした。そうして日本は、経済大国への道を歩み始めます。

しかし、そのかげで、公害病に苦しみ、とうとい命やふつうのくらしを失った人たちが少なくなかったのです。

一九六三
- 熊本大学が水俣病の原因物質はメチル水銀であると発表
- 厚生省（現在の厚生労働省）と文部省（現在の文部科学省）がイタイイタイ病の原因究明を始める
- 三重県立大学（現在の三重大学）の教授らが、亜硫酸ガスとぜんそく発作の関係を発表

一九六四
- 第二コンビナートが本格的に動き始める
- 公害患者が肺気腫で死亡（公害犠牲者第一号）

一九六五
- 昭和電工鹿瀬工場のアセトアルデヒドの生産中止
- 新潟大学が、原因不明の水銀中毒患者が阿賀野川下流域にみられると発表
- 厚生省の特別研究班がメチル水銀の発生源は昭和電工と結論づけたものの、公表されずに終わる
- 新潟水俣病第一次訴訟始まる（日本初の公害裁判）

一九六六
- 昭和四日市石油が高さ二二〇メートルのえんとつを建設（以後、一五〇メートル級のえんとつが建設されていく）
- 四日市が公害病に認定した市民の治療費を支払う制度を定める

一九六七
- 四日市公害訴訟始まる
- 被害住民からの補償の要求に、三井金属鉱業が「原因が当社にあると国が認めるまでは支払わない」と答える
- 新潟水俣病第一次訴訟で、新潟県と新潟県が鹿瀬工場の排水口のミズゴケからメチル水銀を検出したと報告。昭和電工が農薬説による反論を始める

一九六八
- イタイイタイ病第一次訴訟始まる。厚生省がイタイイタイ病を公害病と認める
- 国が水俣病についての統一見解を発表
- チッソ水俣工場でのアセトアルデヒドの生産中止

一九六九
- 水俣病第一次訴訟始まる

一九七一
- イタイイタイ病第一次訴訟で患者側が三井金属鉱業に勝利。上級の裁判所での裁判を求める
- 新潟水俣病第一次訴訟の判決で患者側が昭和電工に勝利。三井金属鉱業はより

一九六四
東海道新幹線が開通、東京オリンピックが開かれる

一九六七
「公害対策基本法」を定める

一九六八
「大気汚染防止法」「騒音規制法」

一九六九
「公害健康被害救済法（救済法）」が定められ、四大公害病の発生地域のほか、神奈川県川崎市・大阪市が指定地域となる（その後、指定地域が追加拡大）

一九七〇
大阪で万国博覧会が開かれる
「水質汚濁防止法」の公布

一九七一
環境庁（現在の環境省）が設けられる

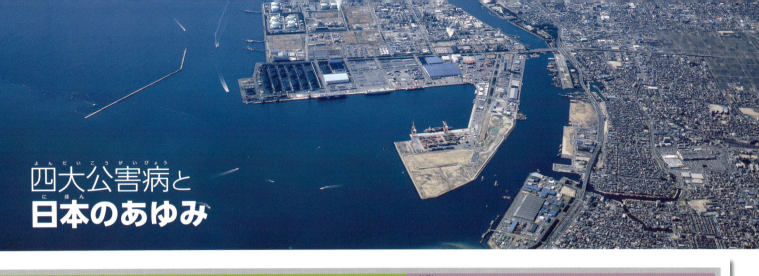

四大公害病と日本のあゆみ

昭和 / 平成

一九七一
- ▼第三コンビナートが本格的に動き始める。四日市公害訴訟の判決で患者側が勝利
- 神岡鉱山への立入調査始まる
- 名古屋高等裁判所金沢支部での裁判で患者側がふたたび勝利し、三井金属鉱業と三つの約束をとり決める

一九七三
- ★イタイイタイ病の患者らが三井金属鉱業と補償協定を結ぶ
- 新潟水俣病の被害者団体が昭和電工と補償協定を結ぶ
- ●水俣病第二次訴訟始まる。第一次訴訟の判決で患者側が勝ち、チッソとの補償協定が結ばれる

一九七四
- ●汚染された魚が水俣湾の外に出ないよう仕切り網を設置

一九七七
- ●水俣湾公害防止事業（水銀ヘドロをとりのぞく工事など）が始まる

一九七八
- ★阿賀野川の水銀汚染の安全宣言
- ●水俣病第三次訴訟始まる

一九八〇
- ■カドミウムで汚染された農地の復元事業が始まる（二〇一二年に完了）

一九九〇
- ●水俣湾埋立地「エコパーク水俣」が完成

一九九二
- ●水俣市が「環境モデル都市づくり」を宣言

一九九五
- ●国による水俣病最終解決策の決定

一九九七
- ●熊本県が水俣湾の安全を宣言し、仕切り網をはずす

二〇〇一
- ▼神岡鉱山の亜鉛、鉄鉱石の採掘中止

二〇〇四
- ●水俣病関西訴訟の最高裁判決で、国と県の責任を認める

二〇〇五
- ●ノーモア・ミナマタ国賠等訴訟（チッソ・国・熊本県に損害賠償を求める裁判）が始まる

二〇〇九
- ★新潟県が「新潟水俣病地域福祉推進条例」を定める
- ●国が水俣病被害者の救済策を定める（申請期限は二〇一〇年五月一日～二〇一二年七月三一日）

一九七三
- 石油値上げを引き金に石油ショックが起きて日本経済は混乱し、高度経済成長期が終わる
- 「救済法」に代わって「公害健康被害補償法（公健法）」が定められる

一九七九
- アメリカでスリーマイル島原発事故が起こる

一九八六
- 旧ソ連でチェルノブイリ原発事故が起こる

一九九二
- ブラジルのリオデジャネイロで「地球サミット（環境と開発に関する国際会議）」が開かれる
- 「公害対策基本法」に代わって「環境基本法」を定める

一九九五
- 阪神・淡路大震災が起こる

一九九六
- 東京大気汚染公害訴訟始まる

二〇一一
- 東日本大震災により福島第一原発事故が起こる

第1章

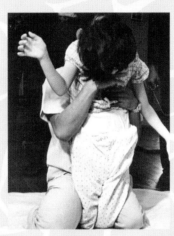

水俣病
日本最大規模の公害病

1 水俣病と水俣湾

水と海の幸にめぐまれた土地

　水俣市は熊本県の最南部にあり、南は、ツルの渡来地として有名な鹿児島県出水市に接しています。

　熊本県は、地下水に恵まれた土地が多く、三方を山で囲まれた水俣市も、おいしいわき水が豊富なところです。山やまの清らかな水は、やがて水俣川の流れとなって、不知火海（八代海）へと注ぎます。「不知火」というのは、しんきろうの一種で、夜、海上に火がならんで見えることがあることから、この名があります。

　東シナ海につながる不知火海は、九州本土と天草諸島に囲まれた静かな内海です。かつては「魚がわき出る海」といわれるほど、海の幸の宝庫でした。

　不知火海では、明治時代の初めごろから、風の力で底引き網を引いて魚やエビをとる「うたせ船」による漁がおこなわれていました。風をはらんだ白い帆が美しいうたせ船は、不知火海のシンボルでした。

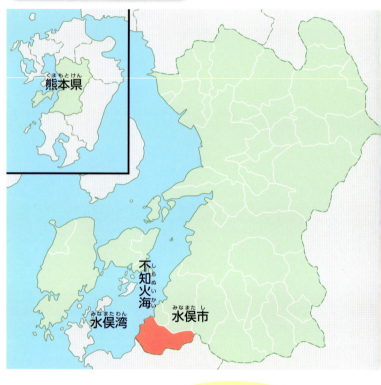

水俣市と水俣湾

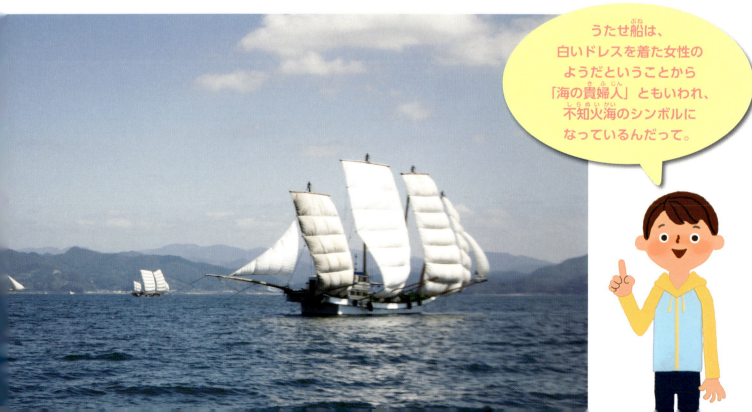

うたせ船は、白いドレスを着た女性のようだということから「海の貴婦人」ともいわれ、不知火海のシンボルになっているんだって。

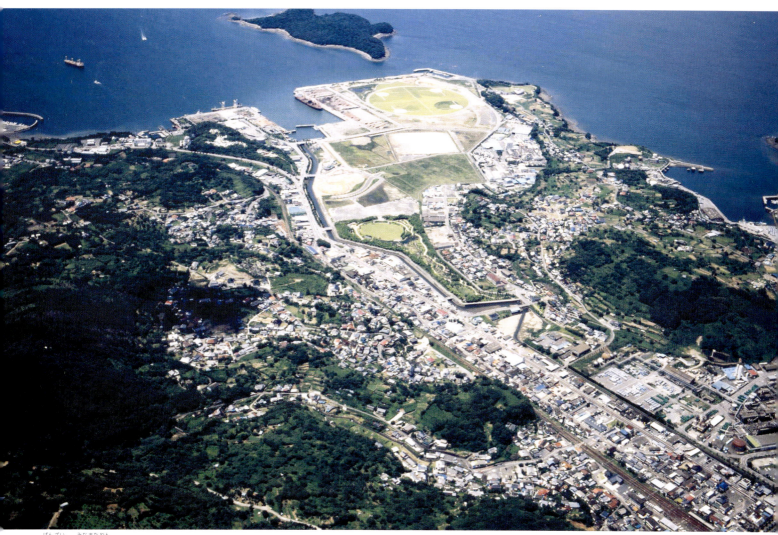
現在の水俣湾のようす。

生きものに起こった異変

　不知火海に面した水俣湾周辺で、奇妙なことが起こり始めたのは、1950年ごろからです。魚やタコが海面に浮き、手で拾えるようになったかと思うと、アサリやカキは中身が空っぽ。アオノリやワカメなどの海草類も育たなくなったのです。カラスが海に落ちることもありました。

　数年後には、ネコやブタが、くるって死ぬという不気味な現象が起こるようになりました。水俣湾周辺の小さな漁村では、飼いネコの半数以上が、急にけいれんを起こしたり、ふらふらと首をふったり、海に飛びこんだりして死んだといいます。

　しかし、これは水俣をおそった悲劇の前ぶれにすぎませんでした。

海辺の村をおそったなぞの病

　1956年の春のことです。もうすぐ6歳になる元気な女の子が、ある朝、急に目がトロンとして、ことばがしゃべれなくなり、手足の自由もきかなくなって、病院に運ばれました。それから約1週間後、2歳の妹も同じ症状で入院しました。

　じつは、その病院には、似たような症状の患者がほかにもふたり、入院していました。また前の年には、ふたりの患者が、原因不明の病気で亡くなっていました。

　1956年5月1日、病院の院長は、原因不明で神経に異常がみられる病人が4人入院していることを、水俣保健所に報告しました。この日が、のちに水俣病の公式確認の日と呼ばれることになります。

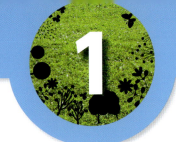

1 水俣病はどんな病気？

原因は「メチル水銀」

水俣病は当初、原因不明の奇病で、伝染するといわれていました。病気の原因が、水俣湾内の何らかの毒性をもつ物質にあることがわかり、病気が発生した地域の名前をとって「水俣病」と呼ばれるようになりました。

水俣病は、メチル水銀という物質によって引きこされます。強い毒性をもつメチル水銀が体内に入ることによって、おもに脳や神経の細胞がこわされ、症状が出ます。ですから、人にうつることはありません。また、風土病（特定の地域だけにある病気）でもありません。

メチル水銀は、工場から海に流されていた廃水にふくまれていたものです。海中のメチル水銀が、プランクトンや魚や貝にとりこまれ、それを人間が食べることによって、水俣病を引き起こしました。

かつての日本は、今ほど食べものが豊富ではありませんでした。水俣の海辺の地域は、平地が少なく、米づくりがあまりできません。人びとの食事の中心は、海からとってきた栄養豊富な魚や貝でした。

メチル水銀がふくまれているとは知らずに、人びとは長い間にわたって、水俣湾の魚などをたくさん食べました。そのため、体の中に水銀がどんどんたまり、中毒症状が出たのです。

水俣湾の生きものの汚染

工場から海に流された廃水にふくまれるメチル水銀は、海中のプランクトンや魚にとりこまれる。また、メチル水銀をもつプランクトンを小さな魚が食べ、その小さな魚を大きな魚が食べる、というように、汚染の度合いが高くなる。そして、その魚を食べる人の体に、メチル水銀が入ってしまった。

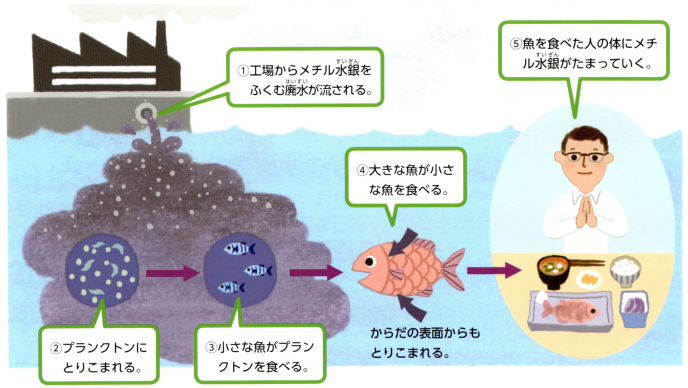

①工場からメチル水銀をふくむ廃水が流される。
②プランクトンにとりこまれる。
③小さな魚がプランクトンを食べる。
④大きな魚が小さな魚を食べる。
からだの表面からもとりこまれる。
⑤魚を食べた人の体にメチル水銀がたまっていく。

患者を苦しめる症状

水俣病の症状や程度は、人によってちがいがあります。おもな症状は、手足のしびれ、ふるえ、耳鳴り、目が見える範囲がせまくなる、耳が聞こえにくい、ことばがはっきりしない、動きがぎこちなくなる、などです。

水俣病が発生した当初は、けいれんを起こしたり、意識不明になったりして、発病から1か月以内に亡くなる重症患者もいました。

また、見た目にはわからなくても、頭痛、つかれやすい、においや味がわかりにくい、もの忘れがひどいなどの症状をもつ患者もいて、日常生活で苦労を強いられます。

体の中に入ったメチル水銀は、おしっこやかみの毛、つめなどにまじって、少しずつ体の外に出ていきます。しかし、体内からメチル水銀がなくなっても、一度こわされてしまった脳の細胞を元どおりにすることはむずかしく、水俣病を根本から治す治療法は、今のところありません。

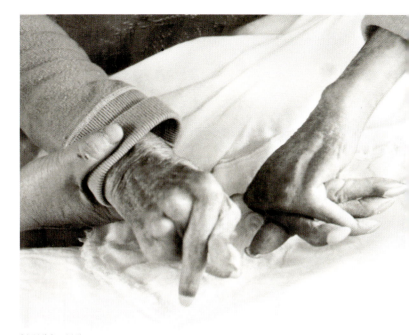

水俣病の患者は、指がまがったまま動かせなくなってしまうこともあった。

そのため、水俣病患者は、それぞれの症状に応じて、痛みをやわらげる薬を用いたり、はり・きゅうの治療やリハビリテーションを受けたりするしかありません。

水俣病患者として生まれた赤ちゃんたち

メチル水銀に汚染された魚や貝を、直接食べたためになる水俣病を「小児・成人水俣病」といいます。しかし、直接食べていなくても、お母さんのおなかの中で水銀中毒になる場合があります。これが「胎児性水俣病」で、熊本大学医学部の研究で、1962年に明らかになりました。

胎児性水俣病は、親からの遺伝による病気ではありません。お母さんが汚染された魚などを食べると、へそのおを通じて、メチル水銀が赤ちゃんの体内に入り、脳がうまく発育しなかったり、脳の神経細胞がこわされたりしてしまうのです。

胎児性水俣病の患者は、首がすわらない、ふらついてうまく歩けない、けいれんを起こす、よだれを流すといった症状がみられます。重症患者の多くは、幼くして亡くなりました。

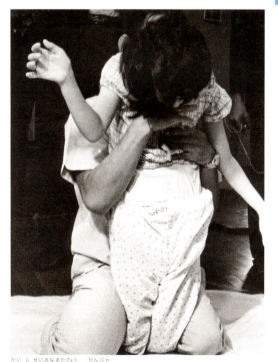

胎児性水俣病の患者。

1 水俣病のこれまで

流されて積もった水銀

水俣病の原因となったメチル水銀は、チッソ（当時は新日本窒素肥料）という会社の工場が、海に流したものでした。

この工場では、1932年から、ビニールなどの原料になるアセトアルデヒドを生産していました。そして、そのときに発生するメチル水銀を、30年以上にわたり、ほとんど処理せず、水俣の海に流していたのです。チッソの工場からの排水によって、水俣湾の海底には、メチル水銀をふくんだ大量のヘドロ（汚泥）が積み重なりました。1932年から1968年までに、水俣湾に積もった水銀の量は、約70～150トン、もしくはそれ以上だともいわれています。

水俣病の原因がわかってからも、チッソと国は、汚染された水と水俣病との関連を、なかなか認めようとしませんでした。国は、国民の健康や環境を守ることよりも、経済の発展を優先したのです。その間にも、水俣病患者やその家族の苦しみは、増すばかりでした。

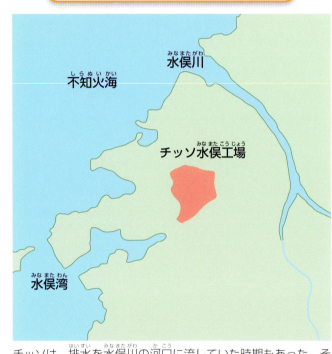

水俣湾とチッソ水俣工場

チッソは、排水を水俣川の河口に流していた時期もあった。その結果、不知火海の広い範囲にわたって汚染が広がり、沿岸の鹿児島県北部や天草諸島にも被害がおよんだといわれる。

チッソと水俣の深いかかわり

チッソは明治時代の終わりに、鹿児島県で水力発電の会社としてスタートしました。その電力を利用して化学肥料をつくる工場が、小さな村だった水俣にできたのは、1908年のことです。対岸の天草諸島で、原料となる石灰石がとれたからです。やがてこの工場で、塩化ビニールなどの生産も始めました。

チッソは日本でトップクラスの化学工業の会社で、第二次世界大戦後も、日本の経済成長を支える重要な会社のひとつでした。

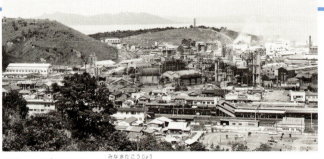

1960年ごろのチッソ水俣工場。

そんな大企業のおかげで、水俣の町も発展しました。チッソやその関連工場に勤める人も多く、「チッソ城下町」と呼ばれた水俣市には、チッソ関連の会社によって多くの税収がもたらされたといいます。

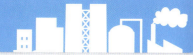

「殿様」相手の裁判

　水俣病の原因が、チッソの工場からの廃水にふくまれた物質にあることは、1957年にはわかっていました。しかし、チッソも行政も、原因物質が特定できていないことを理由に、対策をとろうとしませんでした。しかし熊本大学の研究班が、苦労の末に、原因物質がメチル水銀であることをつきとめ、1963年に発表しました。

　1968年、国はようやく「水俣病はチッソの工場廃水が原因で起きた公害病」だと公式に認めました。1956年の水俣病公式確認から実に12年後のことです。

　これを受けて、水俣病の患者やその家族は、チッソに補償を求めました。しかしチッソは患者と向き合おうとせず、交渉はなかなか進みません。そこで、28世帯112人の患者らが、チッソに損害賠償を求める裁判を起こしました。

　「チッソ城下町」である水俣で、「殿様」である会社を相手に裁判でたたかうことは、勇気のいることです。チッソで働く人や周辺の住民は、チッソに歯向かうようなことはできないと、なかなか協力してくれませんでした。

勝利のかげで

　1969年に始まった水俣病の裁判（水俣病第一次訴訟）は、4年後の1973年3月、熊本地方裁判所によって、原告（うったえた側）の主張を認める判決が下されました。患者側が、大企業相手に勝ったのです。

　判決後、チッソは、水俣病と認められた患者に対して、慰謝料や医療費などを支払うことになりました。しかし、水俣病の認定を求めても認められず、補償を受けられない人たちもいました。そのため、チッソや国、県との直接交渉や、行政の責任を問う裁判が、その後も長い間続くことになりました。

水俣病をめぐるおもなできごと

1908年	日本窒素肥料（現在のチッソ）が、水俣に工場をつくる
1932年	チッソ水俣工場が、水俣湾にメチル水銀を流し始める
1956年	原因不明の病気の存在が明らかになる
1957年	ネコによる実験で、水俣湾でとれる魚や貝が水俣病を引き起こすことがわかる
1959年	熊本大学の研究班が「水俣病の原因は水銀ではないか」とする説を発表
1968年	チッソがアセトアルデヒドの生産をやめ、メチル水銀の流出が止まる　水俣病が、チッソ水俣工場からの廃水が原因の公害病であることを政府が認める
1969年	水俣病第一次訴訟が始まる
1973年	水俣病第一次訴訟で被害者側が勝利
1977年	メチル水銀をふくむ水俣湾のヘドロを処理するための工事が始まる
1990年	水俣湾ヘドロ処理埋立地が完成する
1995年	政府が水俣病最終解決策を決定
1997年	水俣湾の安全宣言が出される
2004年	最高裁判所が、国と熊本県に水俣病の責任があることを認める

判決の日の朝、裁判所の前に集まった、患者を支援するグループの人びとの手には「怨（うらみ）」の文字の旗があった。

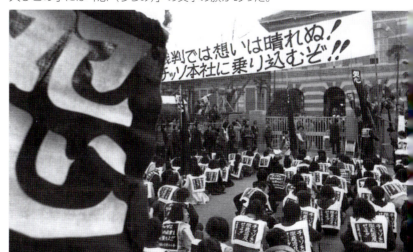

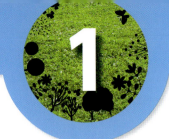

1 水俣病に苦しむ人たち

人びとを苦しめる差別

水俣病の患者やその家族は、病気による苦しみだけでなく、社会からの差別や偏見（かたよった見方）にもさらされました。

水俣病の原因がわからず、伝染病だといわれていたころ、患者の家を消毒したり、ほかの病気の患者とは離して入院させたりしたことが、差別の意識を強めることになりました。

原因がわかってからも、住民のなかには、患者の苦しみを理解せず、「お金目当てに病気のふりをしている」と、にせ患者呼ばわりする人もいました。

また水俣には、チッソやその関連会社に勤める人が少なくありません。そのため、加害者側と被害者側という立場のちがいから、住民どうしでいがみ合い、地域の人間関係がこわれていきました。

さらに、水俣病患者だけでなく、水俣市民が、よその土地の人から差別されるということもありました。水俣病が伝染するという誤解から、水俣を通るときに列車やバスの窓を閉める、水俣出身者は結婚や就職を断られる、などの差別を受けることもあったのです。そのため、水俣の出身だと胸をはっていえない人もたくさんいました。

残念ながら、今でも水俣病を正しく理解していない人の心ないことばや行動で、水俣の人たちがきずつけられることがあります。

水俣の人びとをおそった差別

水俣病の患者は、そうでない水俣市の人びとから差別を受け、その人たちも、他の地域の人びとから偏見の目で見られるという、悲しい二重構造がうまれてしまった。

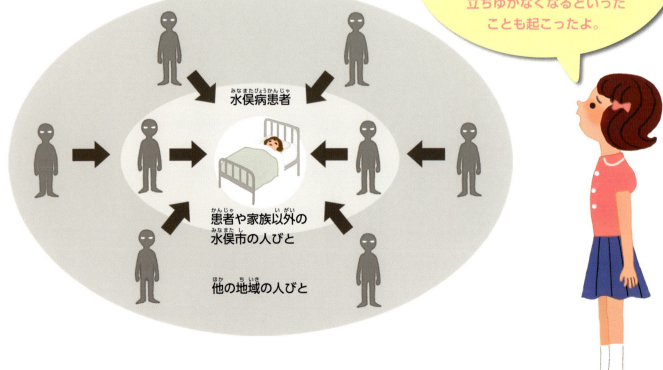

それ以外にも、水俣湾やその周辺の海で魚や貝をとることができなくなって、漁師や鮮魚店の人たちの生活が立ちゆかなくなるといったことも起こったよ。

終わらないたたかい

水俣病と認定されず、補償が受けられなかった人たちの苦労も長く続きました。水俣病の発生から長い年月がたち、救済をうったえる被害者の人たちも歳をとり、生きているうちになんとかしてほしいと願う声が高まっていきました。

そこで政府は、1995年に関係者と話し合いを進め、解決策をまとめました。その内容は、チッソと政府、県が一時金と医療費を支払うというものです。

政府の解決策は、「責任を認めて、心からあやまってほしい」「水俣病と認めて、きちんと救済してほしい」という、被害者の長年の願いにかなうものとはいえませんでした。

それでも、ほとんどの患者団体は、裁判を取り下げ、この解決策を受け入れました。このまま争いを続けても見通しがたたないからという苦しい決断でした。

いっぽう、水俣や不知火海周辺などから、関西に移り住んだ被害者たちは、裁判を続けました（水俣病関西訴訟）。被害が広がったのは、国や県が工場からの廃水を止めなかったからだとして、行政の責任をただしたのです。そして2004年10月、最高裁判所の判決で、初めて国や県の責任が認められました。

2007年には、お母さんのおなかの中にいるころや子どもだったころに被害を受けた人たちが、行政の責任を問う裁判を新たに起こしました（第二世代訴訟）。2014年の熊本地方裁判所の判決で、原告の一部の主張は認められましたが、被害者たちのたたかいはまだ終わっていません。

また、2009年には、水俣病に認定されていない人たちの新たな救済策（→30ページ）についての法律ができましたが、認定を求める被害者の願いにそうものとはいいがたいという声があります。

最高裁判所の判決を伝える、2004年10月16日付の新聞記事（毎日新聞社提供）。

公害病とたたかった人びと

ミナマタを伝えた人たち

水俣で何が起きているのか――。もはや他人ごとではない公害がもたらす悲劇を、国の内外に伝えるために、多くの作家やジャーナリスト、写真家、映画監督、画家、学者らが立ち上がりました。

なかでも、水俣市出身の作家、石牟礼道子は、患者に寄りそいながら、『苦海浄土――わが水俣病』（1969年）で、患者やその家族の苦しい生活をつづっています。

写真家の桑原史成や塩田武史、芥川仁、ユージン・スミス、映画監督の土本典昭らは、写真や映像の力で、世界の人びとに水俣病の実態を知らせました。『原爆の図』で知られる画家の丸木位里・俊夫妻は、『水俣の図』をえがいています。また、歴史学者の色川大吉、社会学者の鶴見和子らは、現地で総合的な学術調査をおこない、水俣病やその背景を研究しました。

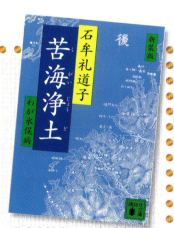

石牟礼道子の『苦海浄土――わが水俣病』は、聞き書きの形で書かれた長編小説（講談社文庫刊）。

1 水俣病の今とこれから

海の再生

1977年、国・県・チッソが費用を出し合って、水銀をふくむヘドロがたまっていた水俣湾を埋め立てる工事が始まりました。そして1990年に約58ヘクタール（東京ドーム13.5個分）の埋立地が、完成しました。この場所は現在「エコパーク水俣」とよばれ、自然とのふれあいが楽しめる広大な公園となっています。

また、水俣湾の埋め立てられていない場所にたまっていたヘドロは、そうじ機のような装置で吸い上げて、埋立地の下に埋めてあります。

ただし水銀は、時間がたってもなくなることはありません。これから先、この埋立地をどのように管理していくかは、ひとつの課題といえるでしょう。

水俣湾内の魚については、汚染された魚が湾外に出て行かないように、1974年に仕切り網を設置して、汚染魚をとりのぞく作業をおこないました。とった魚は、チッソが買い上げて処分しました。

こうした取り組みの結果、1994年の調査では、水俣湾の魚にふくまれる水銀が国の定める基準以下になったことが確認され、1997年7月、熊本県知事は安全宣言をしました。10月には23年ぶりに仕切り網がはずされ、今では漁業が再開されています。

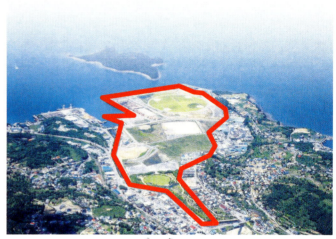

赤い線でかこんだ部分が、埋め立てによってうまれたエコパーク水俣。

> 埋め立てられた土地には、水俣病でなくなった人たちのことを忘れないためのものもあるよ。

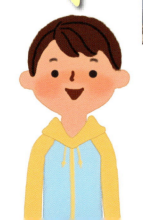

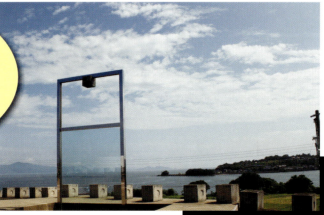

水俣病で犠牲になった人びとへの祈りと、地域の再生への願いを炎にたくす「火のまつり」。毎年9月に行われる。

亡くなった人びとへの祈りや、悲劇をくり返さないというちかいをこめて建てられた「水俣メモリアル」。

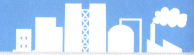

きずなをとりもどす「もやい直し」

　水俣では、水俣病患者側の人たちと、チッソに頼る生活をしていた人たちとが、長い間対立してきました。そこで、住民どうしのきずなをとりもどすために始められたのが、「もやい直し」という取り組みです。

　「もやい」とは、もとは船をつなぎとめる綱のことで、人びとが話し合い、共同で作業するという意味にも使われてきたことばです。

　一度こわれてしまった人と人、人と自然の関係を改善するために、住民どうしが話し合いを重ねて協力し合う「もやい直し」をきっかけに、地域の再生が進められているのです。

公害の町から環境都市へ

　もやい直しによって水俣市では、「公害で痛めつけられてきた町だからこそ、みんなで環境都市・水俣にしていこう！」という気運がうまれました。

　それが、「環境モデル都市づくり」へとつながり、学校、家庭、商店や農漁業など、それぞれの現場で、さまざまな取り組みがなされています。

　たとえば、全国に先がけて1993年から始めたごみの分別収集は、「水俣方式」とよばれています。現在、21種類にごみを分別し、できるだけリサイクルをおこない、生ごみは肥料にしています。

　無農薬の米や茶、ミカンづくりなどもさかんです。水俣病は、工場から出たごみ（水銀）に汚染された海の魚を食べて起こった。だから、「水・食べ物・ごみ」にもっとも気を配るのが、水俣の責任だと水俣市民は考えているのです。

　現在、水俣には、水俣病や環境問題への取り組みを学ぶだけでなく、山・川・海のつながりを体感できる旅を求めて、国内外から多くの人が訪れるようになっています。

水俣市のごみの分別ルール

リターナブルびん	電気コード類
雑びん（透明）	小型家電
雑びん（茶色）	食用油
雑びん（その他の色）	新聞・チラシ
アルミ缶	雑誌・その他の紙類
スチール缶	段ボール
ペットボトル	布類
ペットボトルのふた	粗大ごみ
容器包装プラスチック	生ごみ
蛍光管・電球類	燃やすもの
乾電池類	

水俣市では、ごみを上の21種類に分別するのがルール。

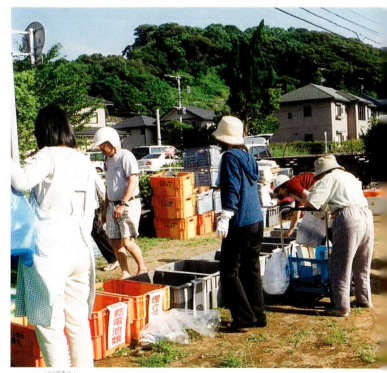

ごみの集積所には、たくさんのコンテナがならぶ。

日本の公害問題の原点

銅山による公害

公害が日本各地に広がるずっと前、公害をめぐるひとつの事件がありました。「足尾銅山鉱毒事件」です。

きっかけは1880年代に、栃木県の渡良瀬川の魚が大量に死んだことでした。原因は、近くの足尾銅山からの鉱毒をふくむ排水です。

また、鉱石から金属を取り出す製錬所から出るけむりには、有毒な亜硫酸ガスがふくまれていたため、木がかれ、まわりははげ山になりました。そして、山が荒れたために、大雨が降るとたびたび洪水が起こり、渡良瀬川流域では、鉱毒によって農作物が育たなくなったのです。

渡良瀬川と足尾銅山

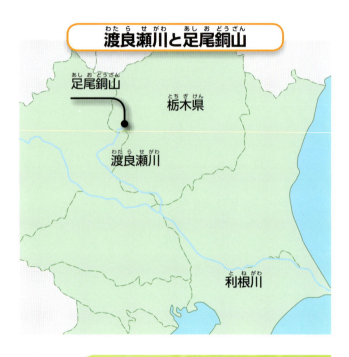

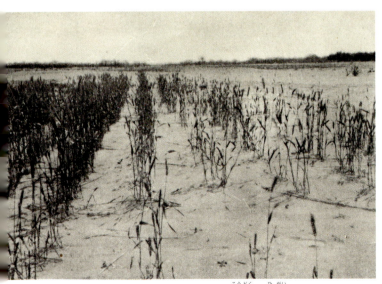

鉱毒の被害によって、農作物は立ち枯れてしまった。

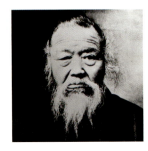

なくなるまで、農民とともにたたかい続けた田中正造。

田中正造のたたかい

被害に苦しむ農民たちは、鉱毒をとりのぞくか、鉱山の操業をやめてほしいと、政府にうったえる運動を起こしました。

この運動の先頭に立ったのが、栃木県出身の国会議員、田中正造です。田中は、国会で鉱毒問題を何度も取り上げて政府の責任を問いただしたり、最後の手段として、議員を辞職し明治天皇に直接うったえることをこころみたりしました。

しかし当時、西洋に負けない国づくりのために産業の発展を優先していた政府は、問題を根本的に解決しようとはしませんでした。被害がひどかった谷中村をとりつぶして、そこを洪水を防ぐための遊水池にすることで、問題の解決をはかったのです。

銅山を経営していた会社が、鉱毒被害の原因を認め、損害賠償を支払うことにしたのは、1974年のことです。足尾の山では、緑を復活するための植林が、今もおこなわれています。

第 2 章

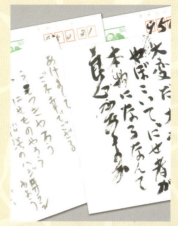

新潟水俣病

もうひとつの水俣病

2 新潟水俣病と阿賀野川

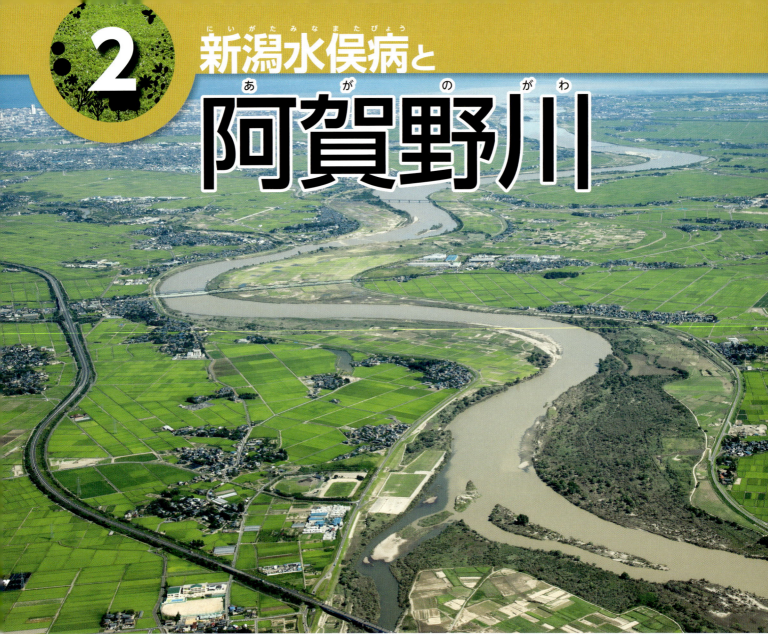

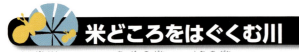 **米どころをはぐくむ川**

新潟県を流れる阿賀野川は、信濃川とともに、米どころで知られる越後平野をはぐくんできた川です。

長野県から流れてくる信濃川は、日本でいちばん長い川ですが、阿賀野川も10番目の長さをほこります。江戸時代のなかばごろまで、阿賀野川と信濃川は、河口付近で合流して、日本海に注いでいました。

阿賀野川の源流は、栃木県と福島県の県境の荒海山にありますが、猪苗代湖や尾瀬沼などを源流にもつ支流もあります。

阿賀野川は、上流部の福島県内では阿賀川と呼ばれます。いくつもの大きな支流が集まる会津地方では、明治時代に日本でいち早く水力発電の開発がおこなわれました。

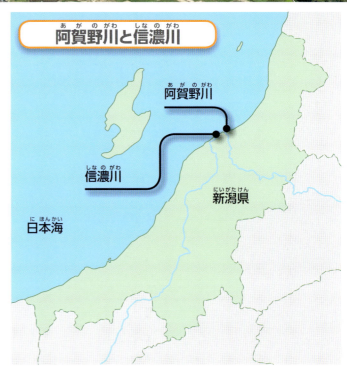

季節ごとの川のめぐみ

阿賀野川のことを、地元の人たちは、親しみをこめて「阿賀」とよんできました。地域の住民にとって阿賀野川は、飲み水や生活用水に使ったり、農業用水として利用したりと、生活に欠かせないものでした。また、重要な交通路でもありました。

さらにこの川では、季節ごとにさまざまな魚がとれたので、農業と漁業を両方行って生計を立てる人たちもたくさんいました。商品価値の高いサケやマス、ヤツメウナギは売りに出し、ニゴイやウグイ、ボラは、貴重な栄養源として日常の食卓にのぼっていました。

そんな川辺のふつうのくらしをうばったのが、新潟水俣病でした。

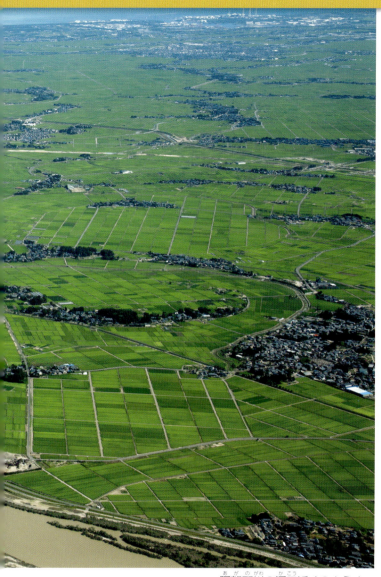
阿賀野川の河口近くのようす。

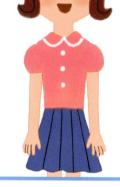
川のまわりに田んぼがたくさんあるね。

会津と新潟を結ぶ「川の道」

鉄道やトラックのない時代は、人や物を運ぶのに、船が大きな役割をはたしていました。運べる量もスピードも、船で海や川を行き来するほうが、陸路を使うよりも上回っていたからです。

阿賀野川とその上流の阿賀川は、日本海への玄関口である新潟と、内陸の会津地方とを結ぶ重要な「川の道」でした。江戸時代には、会津からは米や材木などを、新潟からは塩や茶、海産物などを、船で運んでいました。

また、越後平野の河口近くは湿地が多く、人びとは農作業をするのに小舟を使っていました。そのため、阿賀野川や信濃川の近くには、木の船をつくる船大工がおおぜいいました。木造船が主流ではなくなった今も、造船の技術は受けつがれています。

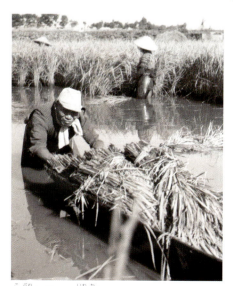
小舟を使った稲刈りのようす。

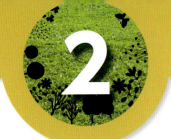

2 新潟水俣病を引き起こしたもの

川の水俣病

1960年代に入って、阿賀野川の下流の地域で、原因不明の奇病が発生しました。症状は、手足のしびれや頭痛、目が見える範囲がせまくなるなど、1956年に公式確認されていた、熊本県の水俣病（→第1章）にそっくりです。

そこで、新潟大学医学部が中心になって、住民の健康調査を行ったところ、患者のかみの毛から、高い濃度のメチル水銀（→14ページ）が検出されました。

新潟大学と新潟県が、このことを公式発表したのは、1965年6月12日のことです。次の日の新聞には、「阿賀下流部に水俣病」という見出しで記事がのりました。それからというもの、この病気は「新潟水俣病」とよばれるようになったのです。

新潟水俣病の場合、すでに熊本大学による水俣病研究の資料があったので、その正体は比較的早くわかりました。メチル水銀が患者の体内に入ったのは、川魚を食べたためだろうと推測もできました。そこで、川の水や川底にたまった泥、魚などを調べた結果、やはりメチル水銀に汚染されていました。

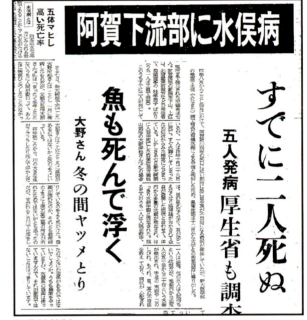

新潟水俣病の発生を報じる、公式発表の次の日の新聞記事（新潟日報社提供）。

ただ、メチル水銀がいったいどこから流れてきたかは、わかりませんでした。そんななか、原因を探っていた厚生省（現在の厚生労働省）が、あやしいとにらんだのが、ある工場でした。

患者あてにとどいた、いやがらせの手紙。

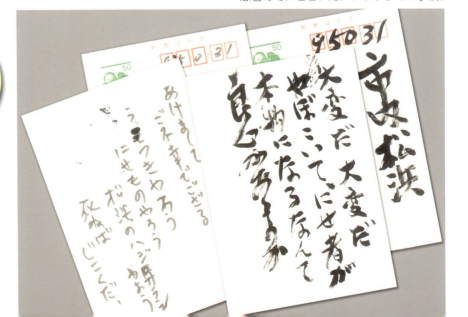

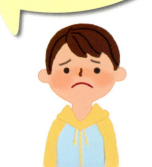

新潟水俣病の患者も、にせ患者呼ばわりされることがあったんだって。差別やいやがらせに苦しめられたのも、熊本の水俣病と同じだったんだね。

メチル水銀はどこから？

その工場とは、阿賀野川の上流にある昭和電工鹿瀬工場です。ここでは、チッソ水俣工場（→16ページ）と同じように、アセトアルデヒドを生産し、排水を阿賀野川に流していたからです。新潟大学と新潟県の調査でも、工場の排水口のミズゴケから、メチル水銀が検出されました。

ところが昭和電工は、原因は工場からの排水ではなく、新潟地震のときに流れ出た農薬にあると反論しました。

新潟水俣病が公式発表された前の年、1964年6月に、新潟を中心に大きな地震が起こっていました。このときに、新潟港の倉庫にあった水銀をふくんだ農薬が流出し、阿賀野川の河口から逆流して魚を汚染したのだと、昭和電工は主張したのです。

通産省（現在の経済産業省）も、工場からの排水だと決めつけるには証拠がたりない、という報告を出していました。

このように、国の省庁の間でも意見が対立するなか、新潟水俣病の原因はなかなか確定できないまま、時間が過ぎていきました。しかし、その間にも患者数は増え、亡くなる人もいました。

新潟水俣病の発生地域

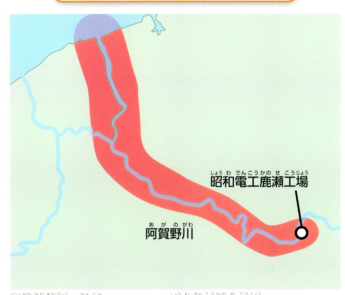

新潟水俣病の患者が出たのは、昭和電工鹿瀬工場より下流の地域だけだった（図のピンクの部分）。

昭和電工鹿瀬工場

昭和電工株式会社は、日本有数の化学工業の会社です。1928年、この会社が、阿賀野川の中流にある鹿瀬町（現在の阿賀町）に、発電所と化学肥料をつくる工場を建てました。1936年からはそこで、ビニールなどの原料になるアセトアルデヒドの生産を始めています。

鹿瀬町は、木炭づくりをおもな産業とする山村でしたが、第二次世界大戦の前後には工場で働く人が増え、地域の一大産業になりました。

鹿瀬工場でのアセトアルデヒドの生産は、1965年1月に中止となりました。石油化学コンビナート（→47ページ）で、別の方法で生産することになったからです。

新潟水俣病が公式発表された同じ年の6月には、鹿瀬工場でのアセトアルデヒドの生産はおこなわれていなかったわけですが、阿賀野川にはそれまで約30年間にわたって、メチル水銀が流されていたのです。

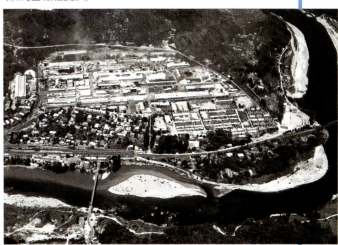

（新潟日報社提供）

阿賀野川（写真下のほう）のすぐそばにあった、昭和電工鹿瀬工場。現在この場所は、昭和電工の関連会社の施設となっている。

2 新潟水俣病のこれまで

日本初の公害裁判へ

1967年6月、新潟水俣病の患者3世帯13人が、昭和電工を相手に裁判を起こしました（第一次訴訟）。昭和電工が責任を認めようとせず、国による原因究明の結論もなかなか出ないなか、問題の解決には、もう裁判しかないと考えたのです。

この裁判は、日本で初めての本格的な公害裁判でした。これをきっかけに、三重県の四日市ぜんそく、富山県のイタイイタイ病、そして熊本県の水俣病の被害者たちも、次つぎに裁判という手段をとることになります。

いっぽう国は、新潟水俣病の公式確認から3年以上がたった1968年9月にようやく見解をまとめ、鹿瀬工場からの廃水が中毒の「基盤」になっている、と発表しました。つまり、昭和電工からの廃水だけが新潟水俣病の原因とはいいきれない、というのでした。

それでも、新潟水俣病が公害病であることは国が認めるところとなり、被害者を救う認定制度がスタートすることになります。

昭和電工は、この見解が発表されてからも、国の結論には従わないとのべ、地震にともなう農薬説を主張していました。しかし、その後の調査で、新潟地震より前にも新潟水俣病にかかった人がいることがわかり、農薬説は完全に否定されました。

新潟水俣病をめぐるおもなできごと

1936年	昭和合成化学工業（現在の昭和電工）鹿瀬工場で、アセトアルデヒドの生産が始まる
1956年	熊本の水俣病の公式確認
1965年	昭和電工鹿瀬工場でのアセトアルデヒドの生産が中止される／新潟水俣病の公式確認
1967年	新潟水俣病第一次訴訟が始まる
1968年	政府が水俣病を公害と認める
1971年	新潟水俣病第一次訴訟で、被害者側が勝利
1973年	被害者の団体と昭和電工の間で、補償についての取り決めが結ばれる
1978年	新潟県が安全宣言を出す
2009年	「新潟水俣病地域福祉推進条例」がスタート

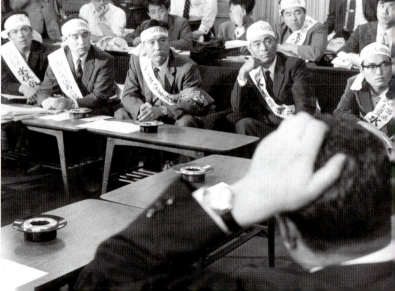

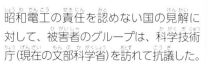

昭和電工の責任を認めない国の見解に対して、被害者のグループは、科学技術庁（現在の文部科学省）を訪れて抗議した。

裁判の勝利と補償の取り決め

1967年に起こした裁判（第一次訴訟）は、1971年9月の判決で、原告側（うったえた側）が勝ちました。新潟地方裁判所は、病気の原因が昭和電工鹿瀬工場の廃水にあることを認めたのです。

さらに裁判所は、昭和電工が、1961年の終わりごろまでには熊本の水俣病の原因を知っていたにもかかわらず、メチル水銀をふくむ廃水を川に流し続けていたとして、会社のあやまちも認めました。

この判決の後、新潟水俣病の被害はますます広がりをみせました。認定された患者は300人をこえ、認定申請中の人も約500人いました。

また、判決による補償の金額が低かったことや、公害の再発防止を求める必要があったことから、被害者の団体は、昭和電工と直接話し合いをしました。そして10回以上の話し合いの末、1973年6月に両者の間で補償についての取り決めが結ばれました。

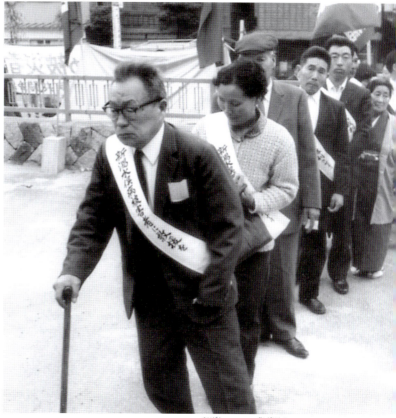
病気のために自由のきかなくなった体で、裁判に出る被害者もいた。

公害病とたたかった人びと
日本初の公害裁判へと導いた弁護士

新潟水俣病の患者たちが、裁判を起こす決心をするまでには、ひとりの若い弁護士の熱意がありました。30歳で新潟市に法律事務所を構えた、坂東克彦弁護士です。

坂東弁護士は、1965年に初めて新潟水俣病の患者に会い、交流を深めていきました。

当時、公害病のような問題を裁判所にうったえるというのは、ふつうは考えられないことでした。坂東弁護士は、原因究明をあいまいにしたまま、お金で解決しようという会社や行政の動きに対して、「応じてはいけない」と、被害者たちを説得しました。かつて熊本の水俣病が、わずかな補償金でうやむやにされたことを知っていたからです。

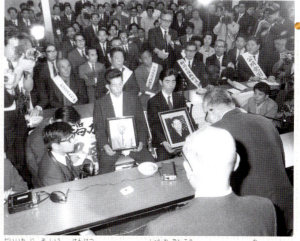
第一次訴訟の判決が出た後、昭和電工の社長は、亡くなった患者の写真に向かい、深ぶかと頭を下げた。

また、反省の色もみせない昭和電工の社長らの態度が、被害者たちに裁判でたたかう決意をうながしました。

こうして、19歳の息子を亡くした家族など3世帯が立ち上がったのです。

2 新潟水俣病の今とこれから

たたかいは終わっていない

　昭和電工の責任や発生原因、あるいは水俣病の認定や補償のありかた、国の責任などをめぐっての裁判は、今も続いています。

　2009年にできた法律により、新しい救済策ができました。メチル水銀に汚染された魚などを食べたおぼえがあって、指先の感覚がにぶいなどの症状があれば、「水俣病」として認定はしないけれど「水俣病被害者」としては認めるというもので、申し出の期限が定められていました。ただ、この救済策は、被害者を切り捨てるものだという声もあります。

　また被害者たちからは、そもそも水俣病認定の条件（「52年判断条件」）が厳しすぎるので見直してほしいという主張も出ています。

　2012年3月、新潟県知事は、国に対してふたつの要望を出します。2009年の救済策の申し出の期限を設けないでほしいということと、「52年判断条件」を変えてほしいということです。

　このうちのひとつ目の要望については、全国から10万人分をこえる署名も国に寄せられていました。しかし国は、当初の予定どおり、2012年7月末に申し出をしめきりました。

　52年判断条件については、裁判所も再三、条件としては十分ではないと判断したにもかかわらず、国は見直しをしていません。

水俣病の認定のしくみ

申請すると、3つの段階をへて、認定か棄却（患者と認められない）かが判断される。このとき基準となる「52年判断条件」は、1977（昭和52）年から変わっていない。

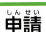 申請 →  ❶医師による検診 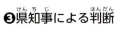 ❷医学の専門家による審査 ❸県知事による判断 → 認定（補償を受けることができる。）

棄却

 52年判断条件：水俣病によくみられる症状（手足のしびれ、見える範囲がせまくなるなど）の組み合わせがあれば認定される。

希望する人はふたたび申請することもできる。

未認定患者

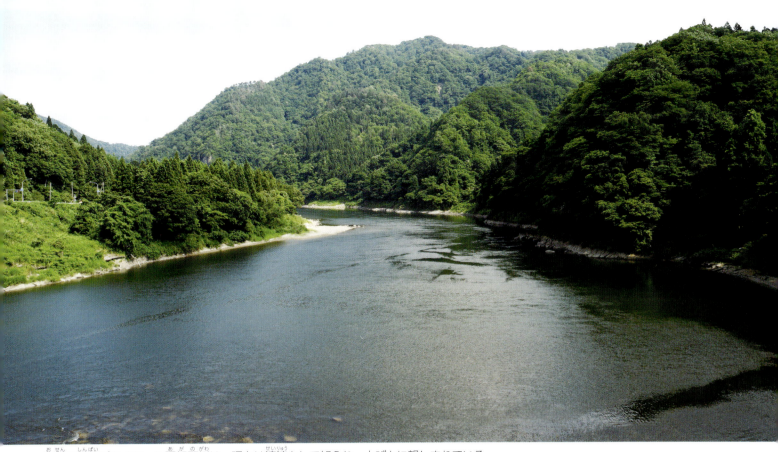
汚染の心配がなくなった阿賀野川は、現在は清流として知られ、人びとに親しまれている。

教訓を将来に生かす

メチル水銀による汚染がわかってから、新潟県は阿賀野川の魚を食べないように指導をおこないました。また昭和電工鹿瀬工場では、廃水を流していた場所のまわりの川底の土砂をとりのぞく工事がおこなわれました。その結果、汚染の度合いは次第に低くなり、1978年には新潟県によって安全宣言が出されました。

こうして、公害によってよごされた環境は改善されました。しかし、それで公害病の問題が解決するわけではけっしてありません。

見た目のうえでは健康な人と見分けがつかない患者も多いため、「お金ほしさに水俣病のふりをしている」といわれることをおそれたり、いまだに伝染病だと誤解されているために、自分の病気をかくしている人が少なくありません。

新潟水俣病が公式発表されてから、50年以上がたちました。新潟県では、この公害病を正しく理解して、その経験や教訓を将来に伝えるための取り組みを、学校や地域で進めています。

新潟県独自の制度

被害者たちの声が国にきき入れられないなか、新潟県は、2009年に県独自の決まりである「新潟水俣病地域福祉推進条例」をつくりました。この条例では、国の判断条件よりもゆるやかな基準で「新潟水俣病患者」と認めています。補償にかかわる認定と直接関係はありませんが、被害者が「お金目当てのにせ患者」などといわれることのない社会をつくろうという考えから、このような制度がつくられました。

裁判はこうしておこなわれる

イタイイタイ病第一次訴訟

　四大公害病をめぐっては、それぞれの場所で被害者によって裁判が起こされ、その結果は、日本の人びとの環境に対する考え方や、その後の日本の社会のありようにも大きな影響をあたえました。

　ここでは、そうした裁判がどのようにおこなわれたのか、その大まかな流れを、イタイイタイ病第一次訴訟（→40ページ）を例にみてみましょう（裁判には、大きく分けて、生活のなかで起こる争いごとなどを解決する「民事裁判」と、罪を犯したとされる人を裁く「刑事裁判」の2種類があります。ここでは、民事裁判の場合を紹介しています）。

イタイイタイ病第一次訴訟の大まかな流れ

提訴 — 被害者側

1968年3月、イタイイタイ病の被害者たちは、加害者である三井金属鉱業に補償を求めて、富山地方裁判所に裁判を起こす手続きをおこないました。これを提訴といいます。この場合、うったえた側である被害者たちを原告、うったえられた側である三井金属鉱業を被告といいます。

判決 — 富山地方裁判所

1971年6月に、富山地方裁判所によって、原告である被害者側の言い分を認める判決が下されました（原告の勝訴）。

控訴 — 加害者側

裁判の判決に不満があった場合、原告や被告は、さらに上級の裁判所での裁判を求めることができます。イタイイタイ病第一次訴訟では、富山地方裁判所の判決に納得できなかった三井金属鉱業が、その申し立てをおこないました。これを控訴といいます。そして、1971年9月に、富山地方裁判所より上級の裁判所である名古屋高等裁判所金沢支部で、2回目の裁判（控訴審）が始まりました。

控訴審判決 — 名古屋高等裁判所金沢支部

1972年8月、名古屋高等裁判所金沢支部によって、1回目の裁判と同じく、被害者側の言い分を認める判決が下されました（原告の勝訴）。日本には、ひとつの事件に対して、最大で3回まで裁判を受けることができるしくみがあります。そのため三井金属鉱業は、さらに上級の裁判所である最高裁判所での裁判を求める（上告）こともできましたが、それをしませんでした。そのため、この裁判の判決は原告の勝訴で確定となりました。

第 3 章

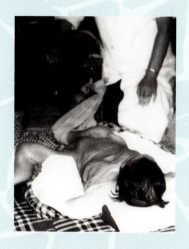

イタイイタイ病
原因不明の病から公害病へ

3 イタイイタイ病と神通川

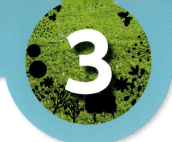

「神様が通る川」のめぐみ

　富山県は、豊かで清らかな水にめぐまれた場所です。3000メートル級の北アルプスなどの山やまから流れ出す雪どけ水が、やがていく筋もの川となり、大地をうるおしながら、日本海に注いでいます。

　県内の川のなかで最大の規模をほこるのが、米どころとして知られる富山平野の中央部を流れる神通川です。神通川の源流は飛騨山脈にあり、岐阜県では宮川とよばれています。岐阜・富山の県境あたりで高原川と合流してから、神通川となります。

　神通川は、大雨が降るとよく洪水を起こす「暴れ川」でしたが、「神様が通る川」として、人びとから大切にされてきました。アユやサケなどがとれるめぐみの川であり、江戸時代からは、神通川の水を引いた用水路が網の目のように張りめぐらされました。村の人たちは、この水でおいしい米をつくり、家の台所にも水を引きこんで、生活用水や飲み水として毎日使っていました。

富山県と神通川

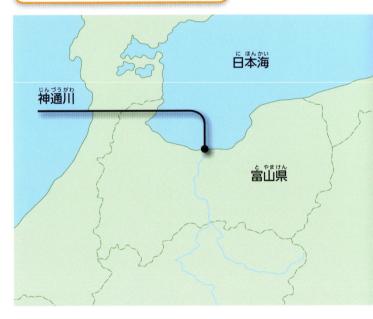

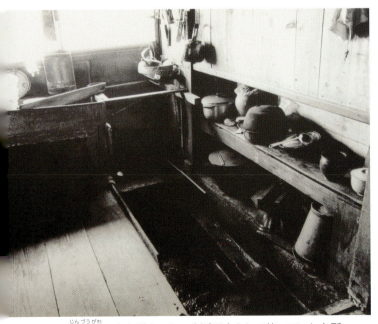

神通川の水を引きこみ、生活用水として使っていた台所。

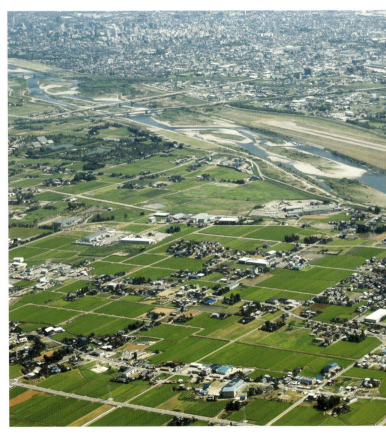

川に起こった異変

ところが明治時代の終わりごろから、神通川に不思議な現象が起こるようになったことに、人びとは気づきました。水がときどき白くにごったり、死んだ川魚がうかんだりするようになったのです。イネの育ちも、めっきり悪くなりました。

こうした異変は、近くのほかの川ではみられず、神通川だけで起こっていました。はじめのうちは、気候の変化や洪水などのせいだと思われましたが、やがて、神通川の上流にある神岡鉱山から流れ出た鉱毒の混じった水が原因だとわかりました。

そこで大正時代のなかばごろ、被害を受けた地域の人びとは「神岡鉱山を経営する会社が鉱毒を流さないようにしてほしい」と、国や県に頼みました。会社は鉱毒の被害を認めて、毒をとりのぞく施設などを整備しました。

同じころ、神通川中流域の婦負郡婦中町（現在の富山市婦中町）とその対岸の限られた地域で、全身がはげしく痛む、原因不明の奇病がはやりはじめました。これがのちに「イタイイタイ病」とよばれることになる公害病だとわかるのは、数十年後の昭和時代なかばのことです。

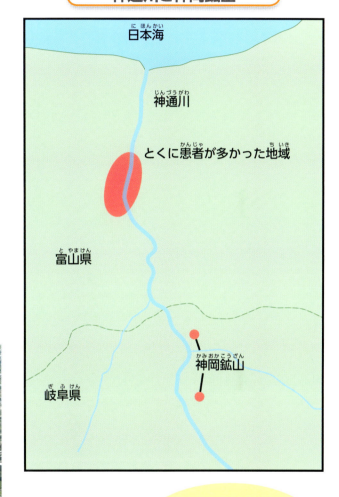

神通川と神岡鉱山

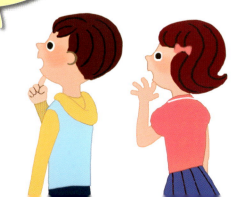

神通川は、地域の人びとの生活を支えるものだったんだね。

そんなところに毒が流れてしまったら、大変！

3 イタイイタイ病はどんな病気？

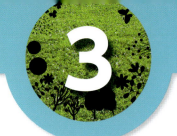

「痛い、痛い」と泣きさけぶ

イタイイタイ病にかかると、最初は腰や肩、ひざなどが痛みます。やがて針で刺すような痛みが全身に広がって、少し動いただけでも骨が折れたり、背がちぢんだりして、歩くこともできなくなります。最後は寝たきりになりますが、息をするだけでも痛く、ふとんが体にあたっただけで骨折してしまいます。そうして、「痛い、痛い」と泣きさけびながら亡くなっていく患者がたくさんいました。患者は、ほとんどが30歳代以上の、子どもをうんだことのある女性でした。

限られた地域だけで起こったイタイイタイ病は、風土病（特定の地域だけにある病気）や業病（悪いおこないの報いとしてかかるとされた難病）だとして、人びとにおそれられました。

悪いうわさが立ってしまうため、家族がイタイイタイ病にかかった家では、雨戸を閉めきった暗い部屋に患者をかくして看病したといいます。

イタイイタイ病患者の苦しみ

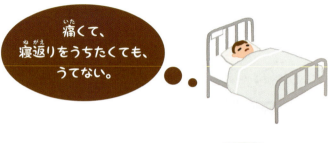

痛くて、寝返りをうちたくても、うてない。

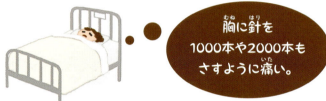

胸に針を1000本や2000本もさすように痛い。

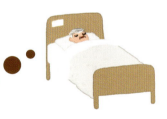

顔にハエが止まっていても、自分では追い払うことができない。

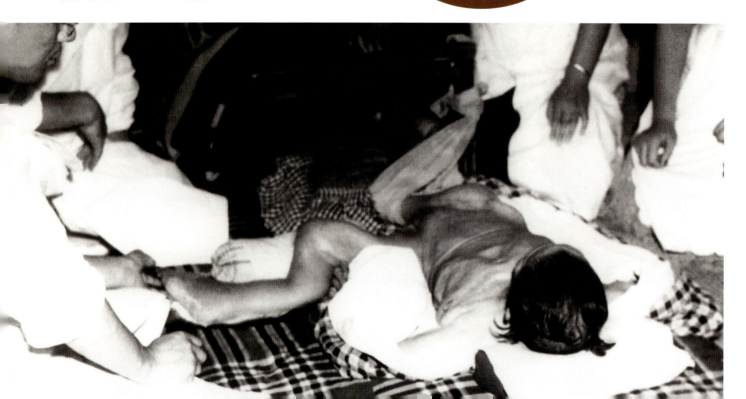

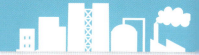

からだにたまる金属

イタイイタイ病は、カドミウムという金属が、人間の体にたまっていき、腎臓という臓器のはたらきを悪くすることで起こります。

腎臓は、人間の腰のあたりの背中側にある臓器です。大きさはにぎりこぶしほどで、左右にひとつずつあります。

腎臓の重要なはたらきのひとつに、強い骨をつくるのを助けることがあります。ところが、カドミウムが体内にたまると、このはたらきもさまたげられ、骨をつくっているカルシウムやリン酸などの成分がとけ出してしまいます。そのため、骨軟化症（骨がやわらかくなる病気）や骨粗しょう症（骨の密度が低くなる病気）になり、ちょっとしたことで骨がかんたんに折れるようになってしまうのです。

子どもをたくさんうんだ女性は、赤ちゃんがおなかにいるときや、うまれておっぱいをあげるときに、カルシウム不足になりがちです。それが、イタイイタイ病にかかりやすかった理由のひとつだと考えられています。

腎臓はこんな臓器

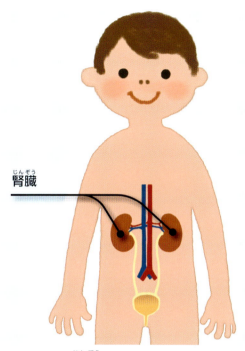

腎臓のおもなはたらき
① 血液をきれいにして、不要なものを尿にして捨てる。
② 体のなかの水分や栄養分、塩分などのバランスを整える。
③ 骨をつくるカルシウムを体に吸収させるのに必要なビタミンをつくる。

公害病とたたかった人びと

イタイイタイ病を発見した医師

第二次世界大戦が終わったあと、婦中町で病院を開いていた萩野昇医師は、地元で起こる不思議な病気を解き明かそうと、患者が出た場所の分布や、地域の地形などを調べました。その後、岡山大学の小林純教授らと共同研究を進めて、1961年、ついにイタイイタイ病の原因が、神岡鉱山の排水から出たカドミウムであることをつきとめました。

かつて萩野医師の病院では、その病気の患者のことを「痛い痛いさん」とよんでいました。萩野医師と親しくしていた富山新聞の記者が、1955年にはじめて新聞で「いたいいたい病」として紹介してから、この病気が広く知られるようになりました。

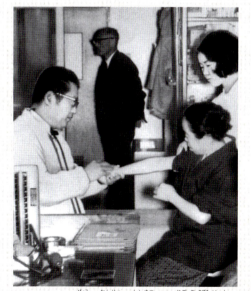

イタイイタイ病の患者を診察する萩野昇医師。

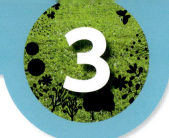

3 イタイイタイ病を引き起こしたもの

 知られていなかったカドミウム

イタイイタイ病の原因となったカドミウムとは、亜鉛などの鉱石にふくまれている金属です。おもに、亜鉛を鉱石からとり出すときの副産物として得られます。鉄のさびを防ぐメッキや、電池の素材、絵の具の原料といった使いみちが知られています。

ただ、イタイイタイ病が発生したころは、カドミウム自体があまり知られておらず、科学的にとり出すこともむずかしい時代でした。

そのため神岡鉱山では、ほり出した鉱石から亜鉛をとり出したあと、危険なカドミウムがふくまれているとは知らずに、そのまま捨てていたのです。

これは神岡鉱山だけの話ではなく、カドミウムによる土や川の汚染、農作物への被害などは、日本各地の亜鉛鉱山の近くなどでも見つかっています。

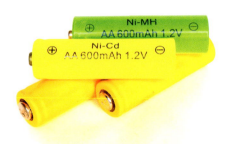

マイナス極にカドミウムが使われている「ニッケルカドミウム蓄電池」（写真手前）。

自然の中のカドミウム

カドミウムは、もともと自然の土や水にもふくまれている物質です。そのため、量はごくわずかですが、食べものを通してわたしたちの体にも入っています。とくに日本人の主食である米は、カドミウムを吸収しやすいようです。

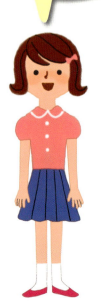

これは、1930年ごろの神岡鉱山のようすだよ。

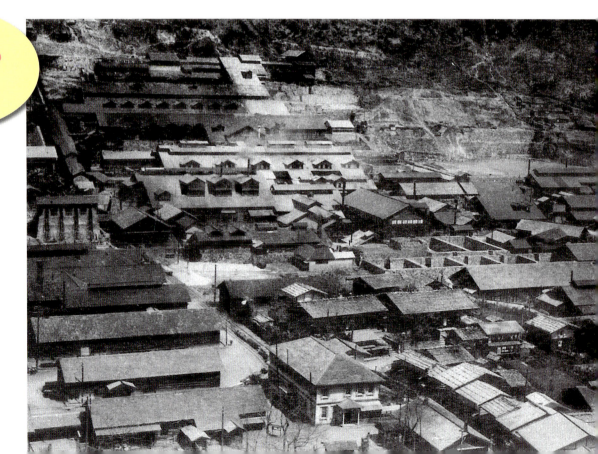

戦争と亜鉛、カドミウム

1874（明治7）年に当時の三井財閥に買いとられた神岡鉱山は、その後、三井金属鉱業株式会社神岡鉱業所（1986年からは神岡鉱業株式会社）となりました。やがて、鉱石から亜鉛をとり出す技術が進歩するとともに、たび重なる戦争によって亜鉛の需要がますます高まりました。そのため、神岡鉱業所では年間数百万トンもの鉱石がほり出されました。もちろん、カドミウムの出る量も増えました。

鉱業所の施設は、岐阜県飛騨市神岡町の山あいにあり、神通川に合流する高原川がすぐそばを流れています。亜鉛をとり出すときに使われた、カドミウムをふくんだ水は、そのまま川に流されていました。そのため、亜鉛の生産量が増えるにつれ、高原川とその下流の神通川は汚染されていったのです。また、鉱山の煙突から出るけむりに植物が痛めつけられて、山やまの緑は失われていきました。

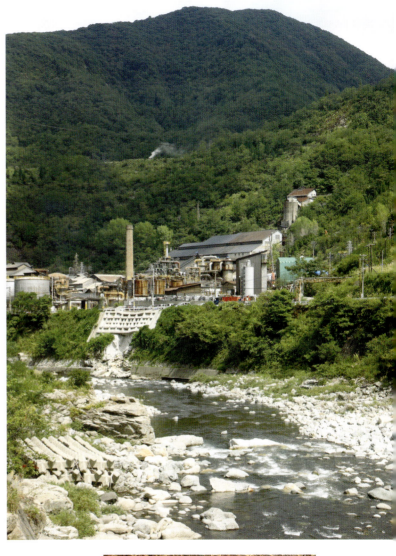

神岡鉱山があった場所の現在のようす。すぐそばを、神通川に合流する高原川が流れている。

神岡鉱山の過去、そして現在

神岡鉱山は、かなり古くから鉛などがとれる鉱山として知られていました。奈良時代には、「黄金を産し、天皇に献上」したという記録があります。しかし、長い間日本有数の鉱山として栄えた神岡鉱山も、鉱石の採掘は2001年に中止されました。

鉱山跡の地下の空間には、宇宙のなぞを解くかぎといわれるニュートリノ（宇宙から飛んでくるごく小さな粒子）を観測するための施設「カミオカンデ」が建設されました。1987年には、小柴昌俊がここでニュートリノをとらえることに成功し、後にノーベル物理学賞を受けています。

1996年には新たに「スーパーカミオカンデ」が稼働し、カミオカンデがあった場所には「カムランド」という施設ができました。

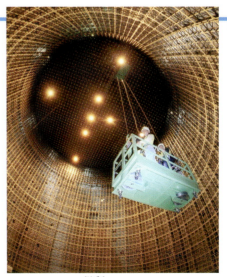

ニュートリノを観測するには、大量の水をたくわえられる巨大なタンクを設置する（写真はスーパーカミオカンデ）。

3 イタイイタイ病のこれまで

効果がなかった対策

大正時代以降、三井金属鉱業は、農作物の鉱毒被害を受けた人たちの声を聞き入れて、鉱毒のまじった砂や泥を沈める池（沈殿池）を整備しました。また富山県も、災害対策の助成金を出して、田んぼの入り口にも沈殿池がつくられました。

ところが、大雨によって鉱毒が川に流れ出たりして、被害はなかなかおさまりません。たび重なる農家や川漁師の人たちの抗議を受けて、1952年から三井側は、損害賠償ではなく、見舞金などの名目でお金を払うことにしました。

イタイイタイ病の被害者たちも、原因が神岡鉱山から出たカドミウムであることがわかると、三井に補償を求めました。しかし会社側は、「原因がうちの会社にあると国が認めない限り、補償金は払わない」と言って、責任を認めませんでした。

このような会社の態度に納得できなかった被害者たちは、1968年、ついに裁判を起こす決心をしたのです。

イタイイタイ病をめぐるおもなできごと

1874年	神岡鉱山が三井財閥に買いとられる 神岡鉱山の鉱毒による、農作物や魚への被害が問題になる
1910年代	（このころ、イタイイタイ病の患者が出るようになったとされる）
1946年	萩野昇医師（→37ページ）が、なぞの病気の解明を始める
1955年	新聞で「いたいいたい病」が報道される
1961年	萩野医師らが、イタイイタイ病の原因がカドミウムであるとする説を発表する
1968年	被害者らが、三井金属鉱業を相手に裁判を起こす（第一次訴訟） 厚生省（当時）がイタイイタイ病を公害病と認定する
1971年	富山地方裁判所が、被害者側の全面勝利の判決を下す
1980年	汚染土壌復元事業が始まる
2013年	被害者団体と三井金属鉱業との間で全面解決に合意

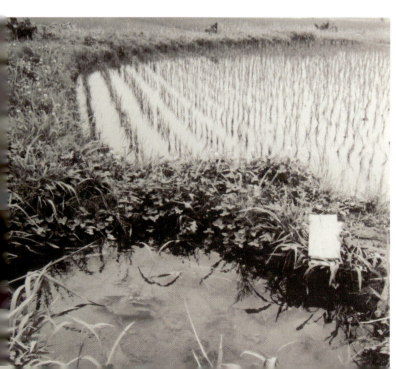

写真手前の沈澱池で、よごれを池の深いほうに沈め、きれいになった水を奥の田んぼに流す。

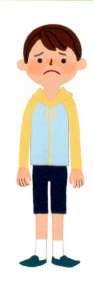

病気が発生してから解決するまで、およそ100年もの時間がかかったのか……。

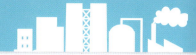

はじめて被害者が勝った

イタイイタイ病の裁判は、1971年6月に富山地方裁判所の判決が下り、公害裁判としてはじめて、原告（うったえた側）である被害住民が勝ちました。

三井金属鉱業は、この判決が不満だとして、もうひとつ上の裁判所での判決を求めましたが、1972年の名古屋高等裁判所金沢支部の判決でも、被害住民側の全面勝利に終わりました。

これらの裁判には、被害住民506人が原告として参加しました。そして弁護団には、全国から集まった300人をこえる弁護士が名を連ねました。

裁判が終わった次の日、三井金属鉱業は、被害住民と、「患者に対する損害賠償」「汚染された土壌の復元」「公害防止」という三つの約束を交わしました。

国が認めた公害病第一号

最初の裁判が起こされた1968年の5月、厚生省（現在の厚生労働省）は、1年がかりで調査した結果、イタイイタイ病が公害病であることを認めました。当時の厚生大臣が、この病気が鉱山から出たカドミウムが原因で起こったものであり、その責任は企業側にあることを明らかにしたのです。こうしてイタイイタイ病は、国が認めた公害病第一号となり、被害者にとって、裁判の勝利への追い風ともなりました。

公害病とたたかった人びと

立ち上がった青年の覚悟

イタイイタイ病裁判の原告の先頭に立った小松義久さんは、おばあさんをイタイイタイ病でなくしたうえ、お母さんにもその症状が出ていました。婦中町で農業を営み、青年団のリーダーだった小松さんは、萩野医師たちがイタイイタイ病の原因をつきとめたことを知ると、患者を救うための団体（イタイイタイ病対策協議会）を立ち上げました。

そして、萩野医師や地元出身の若い弁護士らと話し合ったり、新潟水俣病の原告たちの苦労話を聞いたりして、三井金属鉱業をうったえることを決意したのです。

小松さんや弁護団の人たちは、原告になってくれるよう、被害住民の家一軒一軒に、ねばり強く頼んで回りました。大企業を相手にたたかうことに尻込みする人や、裁判を起こすことをこころよく思わない人も、少なくありませんでした。小松さんは、裁判に負けたら、代々住みなれた土地から出ていく覚悟で裁判にのぞみました。

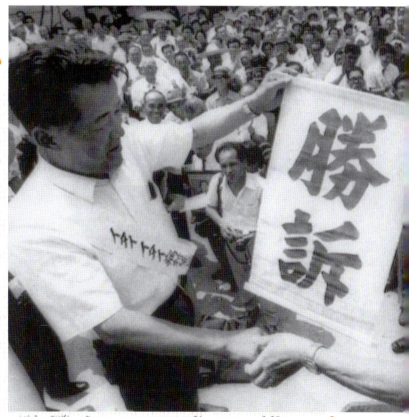

「勝訴（裁判に勝つこと）」と書かれた幕を受けとる小松さん。

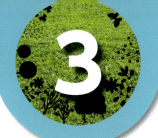

3 イタイイタイ病の今とこれから

はたされた三つの約束

裁判の後、被害住民との間に交わされた三つの約束が実行されました。

農地を再生する土壌の復元作業は、富山県が中心になって進めてきました。カドミウムで汚染された土地は、約1690ヘクタール。なんと甲子園球場のグラウンド約1300個分の面積ですが、このうちのおよそ半分の土壌が復元されました。

復元された農地では、ふくまれるカドミウムの量が、法律で定められた基準を下回る米がつくれるようになりました。

また、三井金属鉱業は、排水設備の改善や、大型の貯水槽の設置などを行い、「公害防止」という約束にも前向きに取り組んできました。

そして、もうひとつの約束である「患者に対する損害補償」は、すべての認定患者と要観察者（将来、イタイイタイ病になる可能性のある人）に、会社が賠償金を支払うというものです。

イタイイタイ病の患者として認定されるには、法律にもとづいた条件にあてはまる必要があります。

その条件とは、具体的には、①カドミウムによって汚染された地域に長く住んでいて、カドミウムをふくむ食べものや水を口にしたことがある、②症状が生まれつきでなく、大人になってからあらわれた、③腎臓に特定の障害があらわれている、④骨粗しょう症をともなう骨軟化症（→37ページ）が見られる、の四つです。

これらの条件にあてはまると富山県によって認定されれば、三井金属鉱業から医療費が支払われます（要観察者にも支払われる）。

土壌が復元されるまで

土壌の復元は、汚れた土の上にカドミウムが上がってくるのをふせぐための土（耕盤土）の層をつくり、さらにその上に、よその土地から運んできたきれいな土をのせる、という方法で行われた。

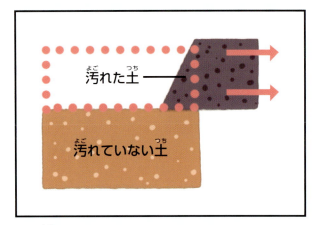

① 汚れた土をけずりとる。

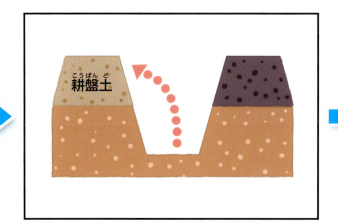

② 汚れていない土をほって、みぞをつくる。ほった土は、耕盤土として使う。

今も続く鉱山の調査

神岡鉱山では、もう鉱石の採掘はされていません（現在は輸入した鉱石を使用している）し、さまざまな公害防止策もとられています。山には植林もされました。それでも今なお、カドミウムをふくむ水が、雨水にまじって流れ出る可能性はあります。

そこで毎年1回、地元の住民が参加して、神岡鉱山への立ち入り調査をおこない、汚染防止対策の確認をしています。この調査は、裁判が終わった1972年から40年以上にわたって続けられているもので、これまでの参加者はのべ約6000人にものぼります。

こうして被害を受けた住民と加害者の会社、さらには行政が力を合わせて努力してきた結果、神通川のカドミウム濃度は、自然界の値にまで下がっています。

清らかな水や美しい緑はよみがえり、イタイイタイ病のことを身をもって知る人もだんだん少なくなってきました。けれども、カドミウムによる汚染の問題は、けっして過去のものではないのです。

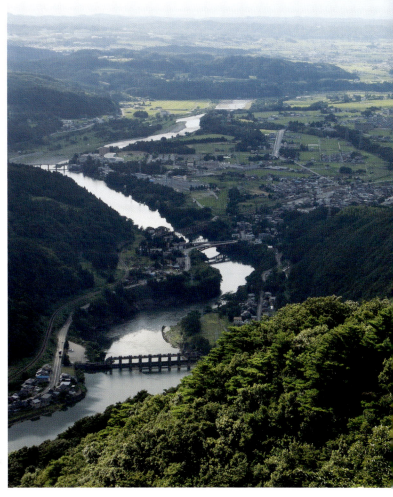

よみがえった緑のなかを流れる神通川。

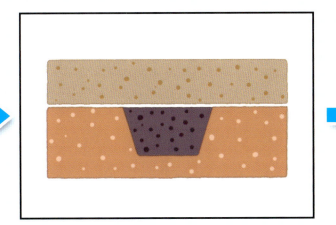

③ 汚れた土をみぞにうめ、その上に耕盤土をのせて、平らにならす。

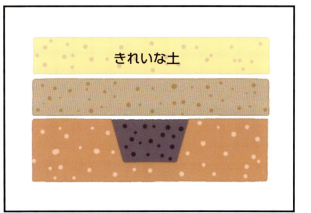

④ 耕盤土の上にきれいな土をのせ、仕上げる。

悲劇を今に語り伝える

語り部制度

四大公害病が起こったそれぞれの地域では、公害病の悲劇を二度と起こしてほしくないという思いから、自分の公害体験を語り伝える「語り部制度」を設けています。

語り部になっているのは、公害病の患者自身やその家族のほか、当時を知る住民、裁判で被害者の弁護士をしていた人など、さまざまです。なかには、加害者側の会社にいた人たちもいます。

たとえば、四日市市の四日市公害と環境未来館では、空気のよごれがひどかった時代の塩浜小学校をイメージしてつくられた部屋で、語り部さんたちの話を聞くことができます。

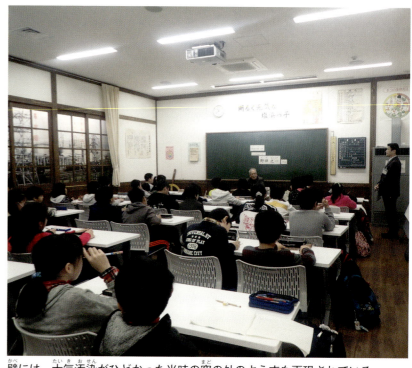

壁には、大気汚染がひどかった当時の窓の外のようすも再現されている。

語り部のことば

緒方正実さん（水俣病資料館 語り部の会会長）

わたしは水俣病と出会い、人生を大きく変えられてしまいました。しかし、わたし自身の努力、これまで支えてくれた多くの人たちの努力、それから原因者の努力、行政の努力、世の中の努力によって、現在、わたしにとっての本当の幸せを感じて生きています。わたしは私自身の経験から、次のようなことを考えます。

苦しい出来事や悲しい出来事の中には、幸せにつながっている出来事がたくさんふくまれています。そのことに気づくか気づかないかで人生は大きく変わります。そのことに気づくためには、出来事と正面から向かい合わなければならないのだとわかりました。

われわれの時代に引き起こされた水俣病は、わたしたちの努力によって矛盾を解決し、次の時代に生きる子どもたちに教訓として引き渡さなければなりません。

わたしは、水銀被害にあい、苦しみながら命を奪われた人間や魚、鳥、すべての生命に祈りを捧げ、命の尊さを世界に伝えるため、水俣湾埋立地にある実生の森の木の枝でこけしを彫り続けています。

水俣病が悲惨な出来事として歴史に刻まれていくのか、それとも人類にとって貴重な出来事として刻まれるのか、今後の水俣病の行方は、今の時代を生きる私たち一人ひとりに背負わされていることを忘れてはならないと思うのです。

（『水俣病―その歴史と教訓―2015』より転載）

第 4 章

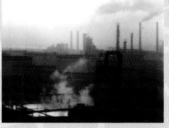

四日市ぜんそく
空気のよごれが引き起こした病

4 四日市ぜんそくと石油化学コンビナート

変化した四日市市の産業

三重県北部の四日市市は、県内最大の工業都市です。四日市市は、もともと農業と漁業が中心の町でした。背後の鈴鹿山脈から流れ下る何本もの川が、土の肥えた農地をはぐくみ、栄養分をたっぷりふくんだ川が流れこむ伊勢湾は、魚や貝が豊富にとれる漁場だったのです。

しかし、19世紀の終わりごろになると、四日市市では近代的な港が整備され、1930年代になると、海を埋め立てて、工場や精油所がつくられるようになりました。

そして1959年、13の会社で構成される石油化学コンビナート（第一コンビナート）が完成しました。さらに1960～70年代には、第二コンビナートと第三コンビナートが次つぎに建設されていき、四日市市の中心は、農業や漁業から、石油からさまざまなものをつくる工業へと変わっていったのです。

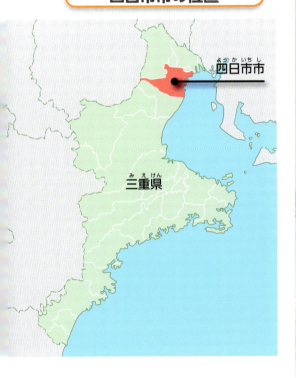

四日市市の位置

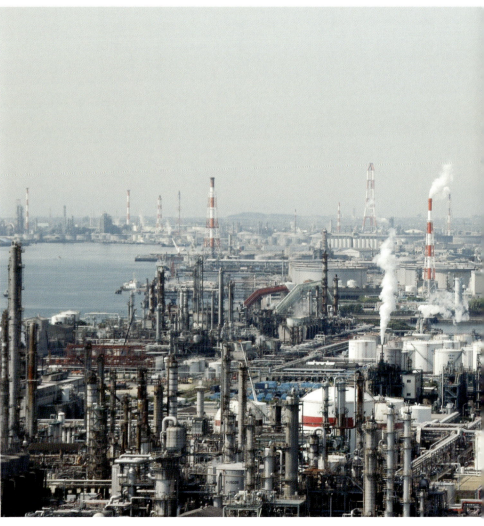

多くの工場が立ちならぶ、四日市市の石油化学コンビナート。現在では、有害なけむりがそのまま出されることはない。

よごれていった海と空

日本でもっとも早い時期につくられた四日市市のコンビナートは、ほかの都市からおおいに注目されました。そのいっぽう、工場から出るけむりへの対策がまったく考えられていなかったため、四日市市の川や海、そして空はどんどんよごれ、くさったタマネギのようなにおいが、町中にただようようになりました。

とくに、第一コンビナートの工場群は、住宅地のすぐそばに建てられていました。工場のえんとつから出る有害なけむりは大気をよごし、工場近くを中心に、息をするのが苦しくなる病気にかかる人が増えていきました。その病気は「四日市ぜんそく」とよばれて、全国に知られるようになったのです。

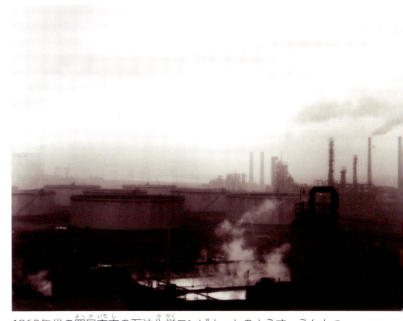

1960年代の四日市市の石油化学コンビナートのようす。えんとつからは、有害なけむりが出ている。

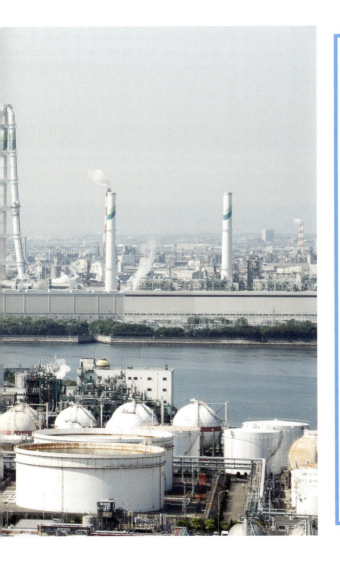

石油化学コンビナートってなに？

石油化学コンビナートとは、原油から石油をとりだすところから、プラスチックなどの石油化学製品をつくるまで、さまざまな工程をひとつの地域でとおしておこなう工場の集まりのことです。

日本は第二次世界大戦後、石油化学工業などを中心とした産業を大がかりにおこなうことになり、全国各地に石油化学コンビナートができました。石油をほとんど輸入に頼っている日本のコンビナートは、タンカー（原油を海外から運んでくる大型の船）を利用しやすい太平洋側や瀬戸内海につくられています。

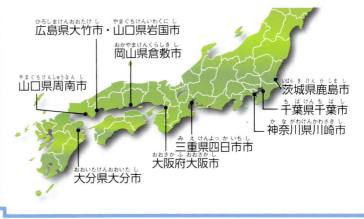

4 四日市ぜんそくはどんな病気？

息をするのが苦しい病気

「四日市ぜんそく」とは、公害によって起こった気管支ぜんそくや慢性気管支炎、肺気腫などの病気の総称です。わたしたちは、息をしないと生きていけませんが、これらの病気になると、息をするのが苦しくなります。四日市ぜんそくの患者の苦しみは、「息をするのがこんなにつらいのなら、もう息をするのをやめたい」と思うほどでした。なかには、あまりの苦しさや、家族にめいわくをかけたくないという思いから、自殺する人たちもいました。

四日市ぜんそくの症状が出た人たちのなかで、これまでに2216人がこの公害による患者として認められています（2016年1月末現在）。そのうち約900人は9歳以下の子どもで、またその4割は、第一コンビナート近くの塩浜地区に住む人たちでした。

しかし、病気の原因を調べる検査を受けなかった人たちもたくさんいますので、実際の患者数は、もっと多くなると考えられます。

ぜんそくとは？

息をすったりはいたりするとき、空気は「気管」というくだを通ります。ぜんそくになると、気管や気管支がはれることによってせまくなり、息がしづらくなります。

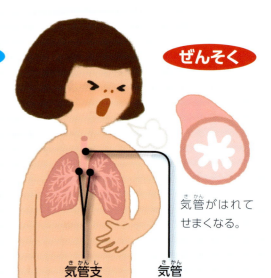

正常：気管が広い。
ぜんそく：気管がはれてせまくなる。
気管支　気管

四日市ぜんそくのおもな症状

気管支ぜんそく	急に胸がおさえつけられたように苦しくなり、呼吸がしにくくなる病気。呼吸するときに、「ゼーゼー」「ヒューヒュー」と変な音が出たり、のどにたんがからむこともある。急な発作は、夜や早朝に起こりやすいので、じゅうぶんに眠れないというなやみにもつながる。
慢性気管支炎	せきやたんが長く続いたり、息切れに苦しめられたりする。ひじょうに治りにくい。
肺気腫	肺にじゅうぶんに空気をすいこめなくなったり、たまった空気をおし出せなくなったりする。

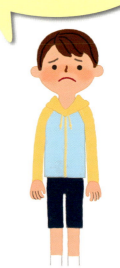

生まれつきぜんそくがある人もいるけれど、四日市ぜんそくは小さな子どもやお年寄りに多かったんだって。

やっと見つかった病気の原因

第一コンビナートでの作業が本格的に始まった1959年ごろから、四日市市の病院には、ぜんそくの患者が増えはじめました。初めは病気の原因がわからず、四日市市や三重県は、専門家による調査をおこないました。

その結果、三重県立大学（現在の三重大学）医学部の吉田克己教授らによって、四日市ぜんそくのおもな原因が、石油を燃やしたときに発生する「亜硫酸ガス」であることがつきとめられました。

この亜硫酸ガスは、目やのどを刺激する有害物質です。四日市の石油関連の工場のえんとつからは、亜硫酸ガスをふくんだけむりが、大量にはき出されていました。透明なので「白いスモッグ」と呼ばれた亜硫酸ガスは、空気より重いので、地上に降り注ぎました。

さらに、国の調査団によっても、四日市の空気のよごれぶりと、ぜんそく患者との関連が深いことが明らかになりました。

1965年ごろからコンビナートの各会社が、けむりが遠くまで行くようにえんとつを高くしたため、コンビナート近くの空気のよごれは少なくなりました。しかし、より広いはんいにけむりが広がり、かえって病気になる人が増えてしまいました。

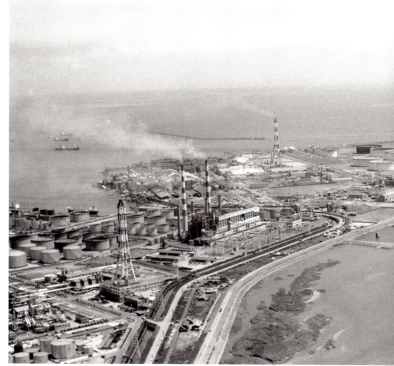
工場群が建てられた当時は、煙突から出るけむりを運ぶ風の向きなどは、とくに考えられていなかった（写真提供：澤井余志郎）。

四日市の子どもたちの日常

工場からはき出される有害なけむりにおおわれた四日市市。とくに、第一コンビナート近くの塩浜地区は、小学校のすぐそばにえんとつがそびえているような環境です。そのため、子どもたちはみんなマスクをつけて通学し、教室に入る前には必ずうがいをしていました。

コンビナートのほうから風がふいてくると、夏でも窓を開けられません。教室には空気清浄機が取りつけられましたが、夏は暑くて勉強に集中できません。そのため、1960年代半ばには、学校にクーラーを入れてほしいとお願いする手紙を、当時の総理大臣に送った小学生もいました。

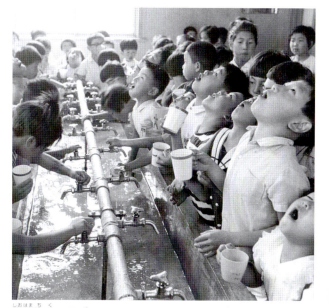
塩浜地区の子どもたちは、一日に何度もうがいをした。

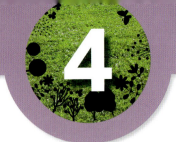

4 四日市ぜんそくのこれまで

住民運動と裁判

原因がわかってからも、住民の健康や安全より、工場の拡大が優先されたために、四日市ぜんそくの被害は広がるばかりでした。そこで、工場の近くに住む人たちは運動をはじめ、公害をへらす設備をつけるよう会社に求めたり、公害対策や患者の救済を県や市に訴えたりしました。

1965年、四日市市は、四日市ぜんそくにかかった人たちに、治療費を出す制度をつくりました。これは、全国ではじめての取り組みでした。

そして1967年には、とくに被害のひどかった地区の入院患者9人が、6つの会社を相手に裁判を起こしました。その背景には、患者のたび重なる死がありました。

四日市ぜんそくをめぐるおもなできごと

1959年	第一コンビナートが本格的に動き始める
1960年	四日市公害防止対策委員会が発足し、四日市市内の汚染状況の調査が始まる
1963年	第二コンビナートが本格的に動き始める
1965年	四日市市が、公害患者の治療費を出すなどの救済を始める
1967年	三重県公害防止条例が制定される 患者9人が6つの会社をうったえる（四日市公害訴訟）
1972年	第三コンビナートが本格的に動き始める 四日市公害訴訟で、患者側全面勝利の判決が出る

公害病とたたかった人びと

公害を記録し続けた男

1928年、静岡県に生まれた澤井余志郎は、四日市市にある紡績工場に勤めていました。公害反対をうったえていた澤井は、ある日ぜんそくをわずらう漁師から「公害反対をいうのやったら、苦しんどるとこを、見て、知ってからにせい」と言われたことをきっかけに、四日市公害の記録をとりはじめました。

澤井は、何度も公害患者のもとへと通い、彼らの生の声を記録し続けました。そして、これらの大量の記録は、裁判のなかで証拠書類としても使われました。

公害の裁判が終わったあとも、澤井は公害の教訓を後世に残そうと、四日市公害の語り部として活動し続けました。

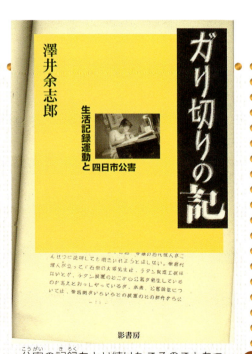

公害の記録をとり続けたころのことをつづった本も残している。

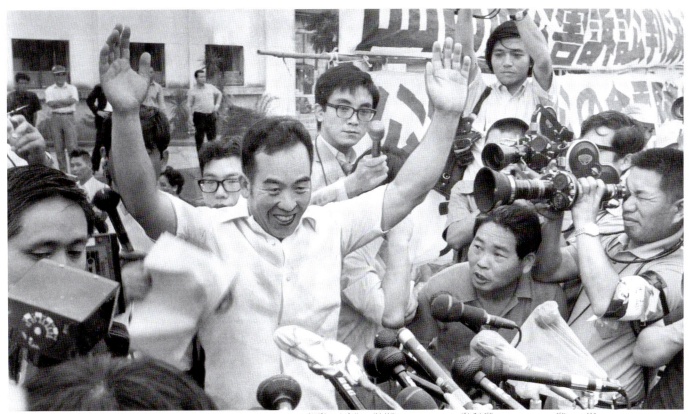

裁判で勝利の判決がくだされ、原告側（うったえた側）は喜びをあらわした。

住民の視点に立った判決

　裁判で原告（うったえる側）となった入院患者9人は、いずれも、工場のけむりが直撃する地域に住む人たちばかりでした。弁護士たちが、その方が裁判が有利になると考えたからです。同じ理由で、うったえる相手も、第一コンビナート内で病気との関係を証明しやすい6社にしぼりました。

　1972年7月、津地方裁判所四日市支部は、6社の工場から出た亜硫酸ガスが病気の原因であることを認め、会社側に損害賠償を命じる判決をくだしました。会社を訴えた公害患者たちの全面勝利です。

　この判決では、6つの会社の連帯責任を認めただけでなく、国や県、市にも、公害を防ぐために、もっと努力するよう求めました。裁判所は、住民の健康よりも、工場を建てることを優先した行政にも、反省をうながしたのです。

　公害の責任についてのこの考え方は、その後の公害裁判に大きな影響をあたえ、法律にも生かされることになりました。

四日市ぜんそくでうばわれた命

　四日市ぜんそくにかかった人のなかには、残念ながら亡くなった人もたくさんいます。最初の犠牲者は、肺気腫で亡くなった当時60歳の男性でした。1964年4月のことです。

　1966年7月には、当時76歳の男性が、「死ねば薬もいらず楽になる」という遺書を残して、みずから命を絶ちました。また1967年6月には、「四日市公害患者を守る会」の副会長（当時60歳）が自殺。日記には、被害をもたらした会社や、石油化学工業をかばっていた当時の市長への怒りがつづられていました。

　そして、1967年10月、塩浜中学校3年生の女子生徒が、「家に帰りたい」という言葉を残して、15歳の若さで亡くなりました。これによって、住民の怒りはピークに達することになり、彼女の追悼集会には1500人もの人が参列しました。

4 四日市ぜんそくの今とこれから

公害対策への取り組み

裁判所の判決を受け入れた6つの会社は、うったえた9人以外の患者に対しても、補償をおこなうことを約束しました。コンビナートの工場では、石油を、硫黄分の少ないものに切りかえたり、けむりのなかから亜硫酸ガスをとりのぞく装置を開発したりと、公害を防ぐための努力をさらにおこなうようになりました。

また、国や三重県、四日市市も、工場がよごれたけむりを出さないよう、さまざまな決まりをつくりました。大気汚染の原因となる物質を出す量に上限がもうけられ、四日市市の環境はどんどんよくなっていきました。

快適環境都市宣言

公害を経験したあと、きれいな環境をとりもどした四日市市は、1995年に「快適環境都市宣言」を出しました。これは、「公害のない、住みたくなる町を、みんなでつくっていこう」というメッセージです。

このなかでは、「市民、事業者、行政が一体となって、二度と公害を起こさないとの決意のもと、地球的な視野に立ち、良好な環境の保全と創造を図る」ことがうたわれています。

けむりがきれいになるまで（例）

現在では、けむりが出る前に、さまざまな装置で有害な物質がとりのぞかれている。

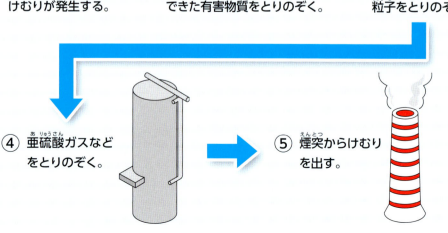

① 有害な物質をふくむけむりが発生する。
② ちっ素と酸素がむすびついてできた有害物質をとりのぞく。
③ すすなどの細かい粒子をとりのぞく。
④ 亜硫酸ガスなどをとりのぞく。
⑤ 煙突からけむりを出す。

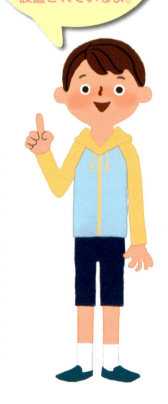

コンビナートの工場には、このようにさまざまな装置が設置されているよ。

患者を救う制度

　裁判のあと、公害対策だけでなく、公害病患者を救うためのしくみづくりが進められました。1973年に「公害健康被害補償法」がつくられ、公害の被害を補償する制度ができます。この法律には、公害裁判の考え方が取り入れられていて、公害の原因になった物質を出している工場などから集められたお金で、患者の治療費や、病気によって働けなくなった人の生活費が支払われるようになったのです。

　四日市では毎年、数十人が公害病認定患者になっていました。しかし、日本の空気はもうきれいになったということで、1988年3月に、四日市をはじめとする全国の大気汚染の指定地域は、すべて解除されました。そのため、すでに認定された患者の救済は続けられるものの、これ以降に病気の症状が出た人などの新たな認定はできなくなりました。

青空はもどったけれど

　1972年の裁判に勝った直後、うったえた側のなかで最年少だった野田之一さんは、「青空がもどったとき、ありがとうといいます」とあいさつしました。

　今、四日市の空は、けむりにおおわれることもなく、青空が広がる日もあります。川や海のよごれも、ずっと少なくなりました。

　それでも、「空気を吸う」という人間の最低限の権利をうばわれて、多くの人が苦しみ、何十人もの患者が亡くなった事実を、けっして忘れてはならないでしょう。

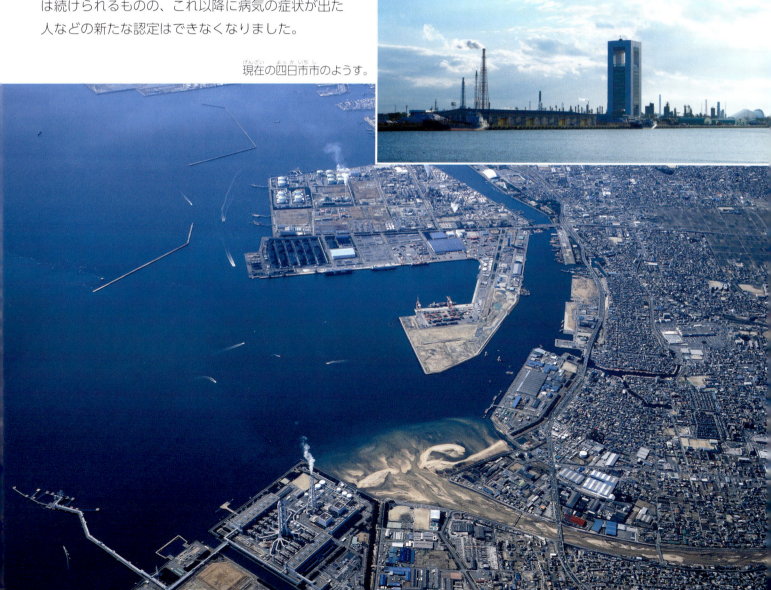

現在の四日市市のようす。

世界の公害

水銀による汚染

産業や経済の発展にともなって、自然や人間が被害を受けることは、当然ですが、日本だけの問題ではありません。

たとえば、水俣病の原因となった水銀による汚染だけをとってみても、日本で起こったのと同じような問題が、これまでに世界中で、数多く報告されています。

それもあって現在では、水銀による環境や人体への被害を防ぐために、水銀とそれを使用した製品をつくったり輸出入したりすることを規制する国際条約もうまれています。この条約は日本の提案で「水銀に関する水俣条約」と名づけられました。

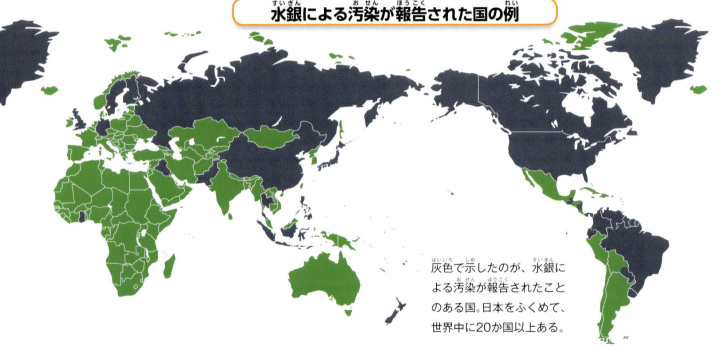

水銀による汚染が報告された国の例

灰色で示したのが、水銀による汚染が報告されたことのある国。日本をふくめて、世界中に20か国以上ある。

広がる大気汚染

大気汚染も、これまで世界のいろいろな場所で問題となっている公害です。

なかでも、1952年にイギリスで発生した「ロンドン・スモッグ」とよばれる公害事件では、亜硫酸ガスによる汚染で1万人以上の死者が出ました。これは、史上最悪の大気汚染事件ともいわれています。

また近年では、産業や経済の発展にともなって、中国の大気汚染が深刻な問題となっています。

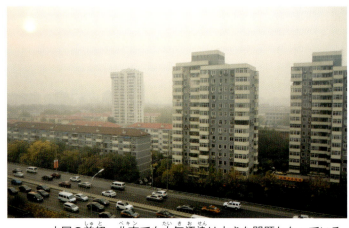

中国の首都、北京でも大気汚染は大きな問題となっている。

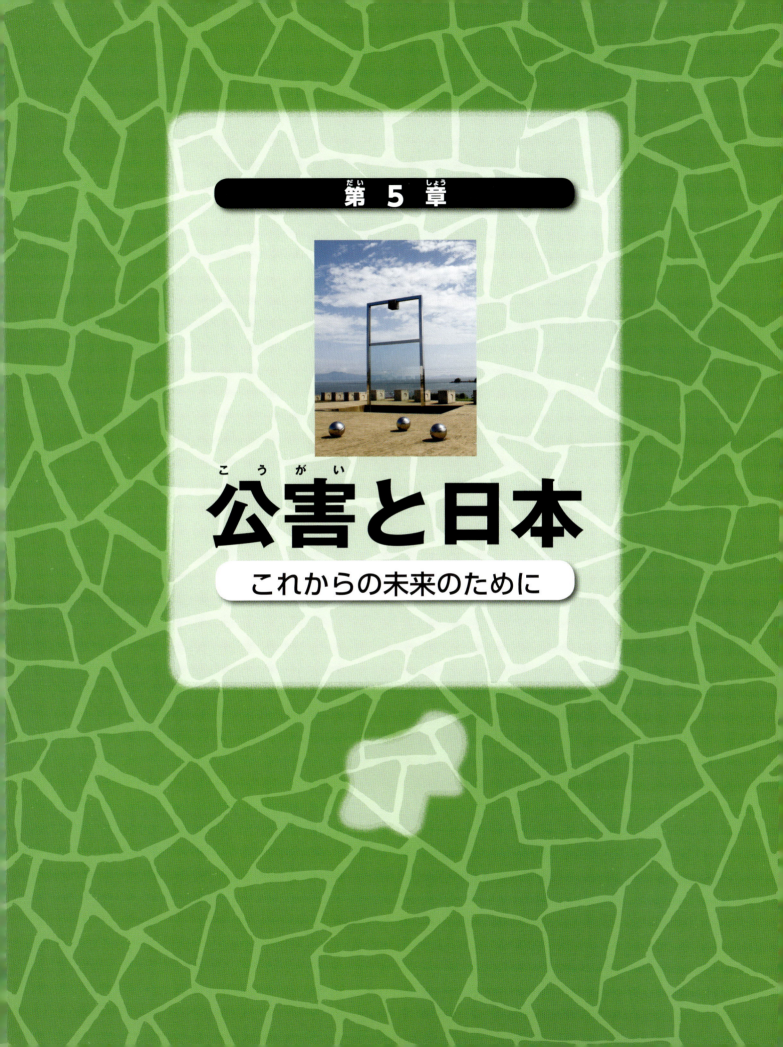

第 5 章

公害と日本

これからの未来のために

5 四大公害病裁判が日本を変えた

公害を防ぐ社会のしくみ

　高度経済成長期以降は、「公害列島日本」といわれるほど、全国各地で公害が大きな問題になりました。しかし国の公害対策は、経済の発展を優先させていたために、おくれていました。そのため、欧米の研究者たちは、日本のことを「公害先進国」とよんでいたといいます。ただ、そうしたなかでも、少しずつではありますが、公害を防ぐための社会のしくみづくりが進められました。

　1967年、国は、公害から国民の健康を守り、国や公害の原因になった企業の責任を明らかにするために、「公害対策基本法」という法律をつくりました。また、翌年には「大気汚染防止法」、1970年には「水質汚濁防止法」を定めて、公害の原因となるものを出すことを規制するしくみを強化しました。

　そして1971年には、新しく環境庁（現在の環境省）が設けられました。

公害をふせぐためのおもな法律

公害対策基本法（1967年～1993年）
公害への対策の基本的な方針を定めた法律。

大気汚染防止法（1968年～）
工場などから出るけむりやちり、自動車の排気ガスなどを規制する法律。それによって健康にかかわる被害が出た場合の損害賠償の責任についても定めている。

水質汚濁防止法（1970年～）
工場などからの廃水を規制する法律。それによって健康にかかわる被害が出た場合の損害賠償の責任についても定めている。

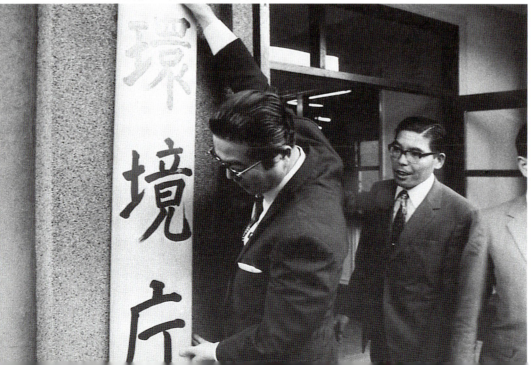

環境庁は、公害問題に取り組む国の行政機関としてスタートした。

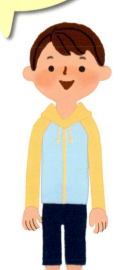

今ではみんな知っている環境省も、公害がきっかけとなってできたんだね。

公害病患者を救うしくみ

しくみづくりという点では、もうひとつ、公害の被害者を救うための法律も、四大公害病をめぐる裁判をきっかけにうまれました。1973年にできた「公害健康被害補償法（公健法）」です。

この法律は、公害の被害者に対して、公害を発生させた事業者（会社など）が、医療費だけでなく、公害病で収入が減ったことへの補償もおこなうというものです。

公健法の対象となる公害は、2種類の指定地域があります。「第一種地域」は、原因と結果の関係を証明しにくい、大気汚染による公害病が多発した地域です。東京都の19区、横浜市、川崎市、名古屋市、四日市市、大阪市など、全国で41の地域が指定されました。しかしその後、大気汚染は改善したという理由から、1988年に全地域が指定解除されています。

「第二種地域」は、原因と結果の関係が明らかな病気が多発した地域です。現在も、水俣病、新潟水俣病、イタイイタイ病が起こった熊本・鹿児島・新潟・富山の各県内の地域をふくむ5か所が、指定地域になっています。

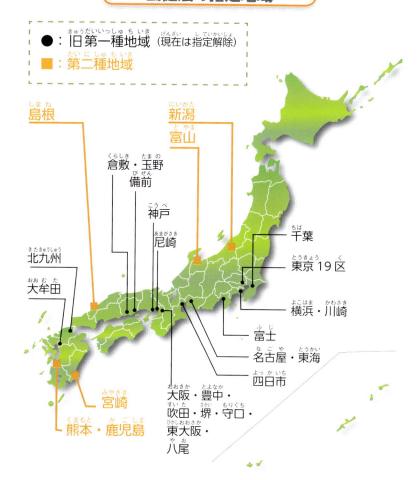

公健法の指定地域

- ●：旧第一種地域（現在は指定解除）
- ■：第二種地域

世界にほこる技術の誕生

四大公害病の悲劇をとおして変わったことのもうひとつは、公害を防ぐための科学技術の進歩です。

たとえば、コンビナートのけむりから硫黄分をとりのぞく「脱硫装置」です。大気汚染防止法ができてからは、発電所やコンビナートで出すことが許される大気汚染物質の量はしだいに厳しく規制されるようになっていきました。そのため、脱硫装置は欠かすことのできないものだったのです。

その結果、1960年代から日本うまれの脱硫技術が数多く開発され、この分野の日本の技術力は、世界的にも高いレベルに達しました。この技術はこれから、中国や東南アジアでも活用されることが期待されています。

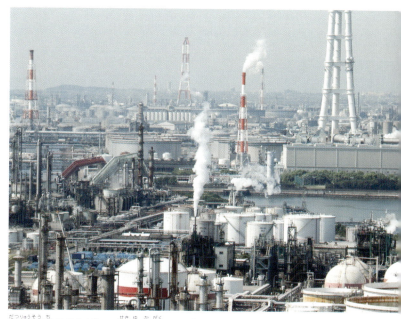

脱硫装置のおかげで、石油化学コンビナートから出るけむりも、かつてよりきれいになった。

5 公害とこれからのわたしたち

「公害」から「環境問題」へ

1993年、国は、公害対策基本法にかわって、「環境基本法」を定めました。この新たな法律では、大気汚染・水質汚染・土壌汚染・騒音・地盤沈下・振動・悪臭という、典型的な7種類の公害を規制することのほか、地球規模の環境問題や、環境教育を進めることなどがもりこまれました。

これは、特定の地域や国内で起こる公害の被害への対応だけでなく、地球温暖化や酸性雨など、いわゆる地球環境問題への対応が求められているからです。そのため現在では、「公害」よりも、「環境問題」ということばのほうがよく使われるようになっています。

典型7公害

大気汚染
工場からのけむり、自動車の排気ガスなどによって、空気がよごされる。

水質汚染
工場や家庭からの排水、農薬などが、川・湖・海に流れたり、地下水にしみこんだりして、水がよごされる。

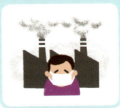

土壌汚染
有毒物質をふくむ、鉱山や工場などからの排水やけむりによって、土壌がよごされる。

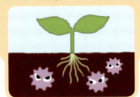

悪臭
工場や畜産農業関係の施設から出る、アンモニアなどの不快なにおいになやまされる。

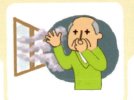

環境基本法
公害対策基本法にかわってつくられた、環境に関する政策の基本を定めた法律。

騒音
飛行機・新幹線・自動車・工場などの音に、日常的になやまされる。

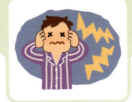

振動
鉄道や自動車の通行、工場や建設現場などでの作業によって生じるゆれに、日常的になやまされる。

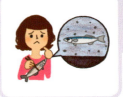

地盤沈下
工場などで地下水をくみ上げすぎることによって、地面がしずんでしまう。

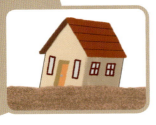

公害問題の現在

　空は、工場からはき出される有毒なけむりにおおわれ、川や海は、有毒物質をふくむ工場廃水やごみがたまっていく——。四大公害病を生んだこのような光景は、日本ではほとんど過去のものになりました。しかし、今も公害病で苦しんでいる人はいますし、自動車の排気ガスや騒音などになやまされている人たちもたくさんいます。

　世界に目を向けると、公害が大きな社会問題になった1970年代から、日本をふくむ先進国で、「公害輸出」をする企業が出て問題になりました。公害の規制がまだ厳しくない開発途上国に、大気汚染をもたらす工場をつくったり、有害なごみを捨てたりしていたことが明らかになったのです。

　開発途上国では今、メチル水銀やカドミウム、ヒ素などによる環境汚染や健康被害に苦しんでいる地域があります。日本が過去の公害で学んだことは、地球全体の環境問題の解決に役立てることができるはずです。

新たな公害

　いっぽうで、21世紀に入り、日本は新たな公害問題に直面しています。

　日本は世界で唯一、原子爆弾を投下された国ですが、戦後は「原子力の平和利用」が進められました。全国に数多くの原子力発電所がつくられ、50年近くの間、「原発はクリーンで安全」とされてきました。

　しかし、2011年の東日本大震災によって、東京電力福島第一原子力発電所から、大量の放射性物質が放出されました。東日本の広い地域が汚染され、家に帰れない人や農業や漁業を続けられなくなった人がたくさん出ました。史上最大規模の公害だといえるでしょう。

　「真の文明は　山を荒らさず　川を荒らさず
　　　村を破らず　人を殺さざるべし」

　これは、足尾銅山鉱毒事件（→22ページ）の解決に命がけで取り組んだ田中正造のことばです。わたしたちはこれからも、このことばの意味を考えていく必要があるでしょう。

福島第一原子力発電所で進められている施設の解体の作業は、数十年の時間をかけて行われる予定となっている。

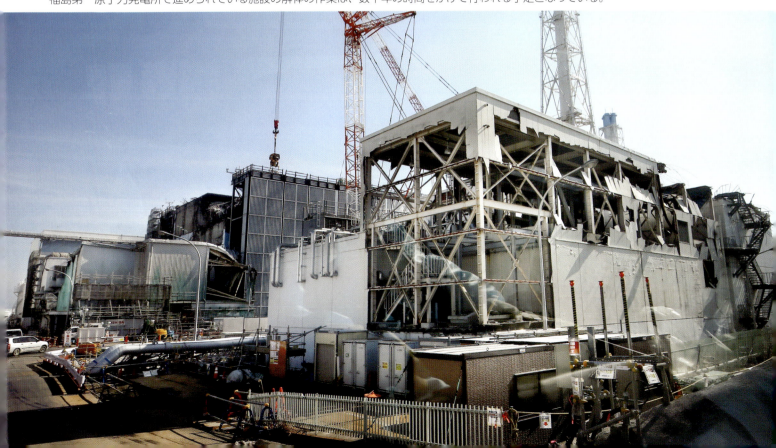

四大公害病をより深く知るために

水俣市立水俣病資料館

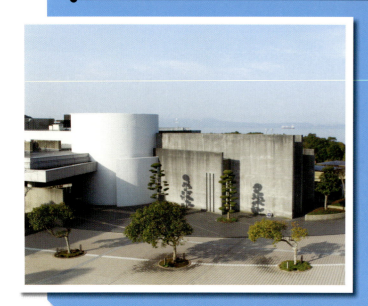

水俣病によって人々が受けた痛みや差別などの苦しい体験が写真や映像で紹介されています。水俣病の症状を体験できるコーナーもあり、水俣病の恐ろしさを知り、考えることができる資料館です。

所 在 地　熊本県水俣市明神町53
電話番号　0966-62-2621
開館時間　9：00～17：00
入 館 料　無料
休 館 日　月曜日（月曜が祝日の場合はその翌日）、年末年始（12月29日～1月3日）

新潟県立環境と人間のふれあい館〜新潟水俣病資料館〜

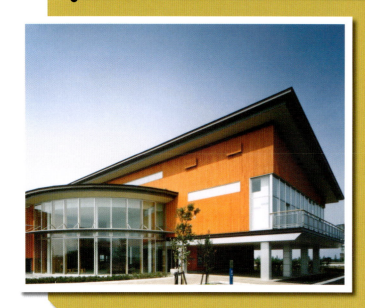

新潟水俣病と水環境について学ぶことのできる資料館です。新潟水俣病とたたかった30年間について映像やパネルで紹介されています。また、水質実験や水に関するクイズなどを通して水環境への理解を深めることもできます。

所 在 地　新潟県新潟市北区前新田字新々囲乙364-7
電話番号　025-387-1450
開館時間　9：30～16：30
入 館 料　無料
休 館 日　月曜日（月曜日が休日の場合はその翌日）、年末年始（12月28日～1月4日）

四大公害病を経験した4つの地域には、いずれも、その悲劇を後に伝えることなどを目的とした施設がもうけられています。こうした施設を訪れ、自分の目や耳でさまざまな資料にふれることで、四大公害病について、より深く学ぶことができます。

※各施設の開館時間や休館日などは変更になることがあります。

富山県立イタイイタイ病資料館

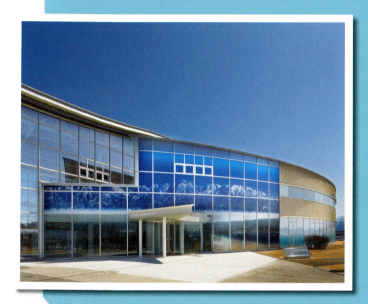

映像やジオラマ、絵本を使った展示でイタイイタイ病について分かりやすく解説されています。ホームページにあるバーチャル展示室からもイタイイタイ病の解説や当時の新聞記事などの資料を見ることができます。

所在地　富山県富山市友杉151
　　　　とやま健康パーク内
電話番号　076-428-0830
開館時間　9:00～17:00（展示室への入室は16:30まで）
入館料　無料
休館日　月曜日（月曜日が休日の場合は翌日）、元日、
　　　　施設点検日

四日市公害と環境未来館

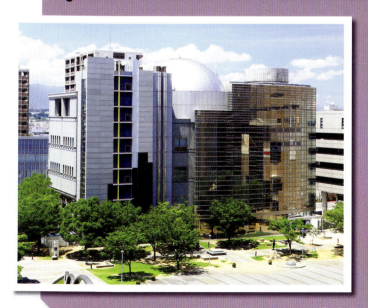

「知る」「学ぶ」「活動する」の3つのエリアで四日市ぜんそくや環境問題について学ぶことのできる施設です。当時の市民の証言や四日市公害裁判を映像で見ることができます。公害に関する資料の貸し出しも行っています。

所在地　三重県四日市市安島1-3-16
　　　　四日市市立博物館内
電話番号　059-354-8065
開館時間　9:30～17:00（展覧会への入場は16:30まで）
入館料　無料（特別展・企画展は展覧会ごとに定められる）
休館日　月曜日（月曜日が休日の場合はその翌日）、
　　　　年末年始、整備休館日

さくいん

あ行

亜鉛 …………………………………… 38
阿賀野川 ………………………… 24,26,31
悪臭 …………………………………… 58
足尾銅山鉱毒事件 …………………… 22
アセトアルデヒド ………………… 16,27
天草諸島 …………………………… 12,16
亜硫酸ガス ………………………… 49,51
うたせ船 ……………………………… 12
エコパーク水俣 ……………………… 20
越後平野 ……………………………… 24

か行

快適環境都市宣言 …………………… 53
語り部制度 …………………………… 44
カドミウム ……………… 37,38,40,42,59
神岡鉱山 …………………… 35,38,40,43
カルシウム …………………………… 37
環境基本法 …………………………… 58
気管 …………………………………… 48
気管支 ………………………………… 48
気管支ぜんそく ……………………… 48
公害健康被害補償法 …………… 53,57
公害対策基本法 ……………………… 56
公害輸出 ……………………………… 59

さ行

業病 …………………………………… 36
52年判断条件 ………………………… 30
骨粗しょう症 ……………………… 37,42
骨軟化症 …………………………… 37,42

地盤沈下 ……………………………… 58
小児・成人水俣病 …………………… 15
昭和電工 ………………………… 27,28,30
不知火海 …………………………… 12,16
腎臓 ………………………………… 37,42
神通川 ………………………………… 34
振動 …………………………………… 58
水銀 …………………………… 14,20,54
水銀に関する水俣条約 ……………… 54
水質汚染 ……………………………… 58
水質汚濁防止法 ……………………… 56
石油化学コンビナート …………… 27,46
騒音 …………………………………… 58

た行

大気汚染 ……………………………… 58
大気汚染防止法 ……………………… 56
胎児性水俣病 ………………………… 15
脱硫装置 …………………………… 52,57

この本に出てくるおもなことばを、50音順にならべました。
数字は、そのことばがのっているおもなページです。

田中正造（たなかしょうぞう）……………………………22,59
チッソ……………………………16,18,20
沈澱池（ちんでんち）……………………………40
典型7公害（てんけい7こうがい）……………………………58
土壌汚染（どじょうおせん）……………………………58

な行

新潟水俣病地域福祉推進条例（にいがたみなまたびょうちいきふくしすいしんじょうれい）……………………………31

は行

肺気腫（はいきしゅ）……………………………48,51
排水（はいすい）……………………………14,17,19,28
東日本大震災（ひがしにほんだいしんさい）……………………………59
ヒ素（ひそ）……………………………59
火のまつり（ひのまつり）……………………………20
風土病（ふうどびょう）……………………………4,36
福島第一原子力発電所（ふくしまだいいちげんしりょくはつでんしょ）……………………………59
プランクトン……………………………14
ヘドロ……………………………16,20

ま行

慢性気管支炎（まんせいきかんしえん）……………………………48
三井金属鉱業（みついきんぞくこうぎょう）……………………………39,40,42

水俣川（みなまたがわ）……………………………12,16
水俣市（みなまたし）……………………………12
水俣方式（みなまたほうしき）……………………………21
水俣メモリアル（みなまたメモリアル）……………………………20
水俣湾（みなまたわん）……………………………13,14,16
メチル水銀（メチルすいぎん）……………………………14,16,26,59
もやい直し（もやいなおし）……………………………21

や行

八代海（やつしろかい）……………………………12
四日市市（よっかいちし）……………………………46,50,53

ら行

リン酸（リンさん）……………………………37
ロンドン・スモッグ……………………………54

わ行

渡良瀬川（わたらせがわ）……………………………22

● **監修　除本理史**（よけもと　まさふみ）
1971年、神奈川県生まれ。大阪市立大学大学院経営学研究科教授。博士（経済学）。一橋大学大学院経済学研究科博士課程単位取得。専門は環境政策論、環境経済学。おもな著書に『公害から福島を考える──地域の再生をめざして』（岩波書店）、『原発賠償を問う──曖昧な責任、翻弄される避難者』（岩波ブックレット）、『環境被害の責任と費用負担』（有斐閣）、『環境の政治経済学』（共著、ミネルヴァ書房）、『西淀川公害の40年──維持可能な環境都市をめざして』（共編著、ミネルヴァ書房）、『環境再生のまちづくり──四日市から考える政策提言』（共編著、ミネルヴァ書房）などがある。

※本書に掲載された情報は2016年9月時点のものです。

● 企画　岩崎書店編集部
● 装丁・本文デザイン　有限会社チャダル
● DTP　Studio Porto
● 図版・イラスト　坂川由美香（AD・CHIAKI）　ツダタバサ
● 編集制作　株式会社 童夢
● 編集協力　山畑泰子
● ロゴマーク作成　石倉ヒロユキ

● 写真提供・協力
朝日新聞／芦北町観光協会／アマナイメージズ／影書房／亀田郷土地改良区／講談社／佐野市郷土博物館／澤井余志郎／富山県土地改良事業団体連合会／富山県立イタイイタイ病資料館／新潟県立環境と人間のふれあい館／新潟日報社／林春希／毎日フォトバンク／水俣市立水俣病資料館／山畑泰子／四日市公害と環境未来館

調べる学習百科　未来のために学ぶ　**四大公害病**

2016年11月15日　第1刷発行
2024年 1月31日　第5刷発行
監　修　　除本理史
発行者　　小松崎敬子
発行所　　株式会社 岩崎書店
　　　　　〒112-0005　東京都文京区水道1-9-2
　　　　　電話　03-3812-9131（営業）
　　　　　　　　03-3813-5526（編集）
　　　　　振替　00170-5-96822
印刷・製本　　大日本印刷株式会社

©2016　Masafumi Yokemoto
Published by IWASAKI Publishing Co.,Ltd.　Printed in Japan.
ISBN978-4-265-08440-1　NDC519　64頁　22×29cm

岩崎書店ホームページ　https://www.iwasakishoten.co.jp
ご意見、ご感想をお寄せください。e-mail:info@iwasakishoten.co.jp
落丁本、乱丁本は小社負担にてお取り替えいたします。

本書のコピー、スキャン、デジタル化等の無断複製は著作権法上での例外を除き禁じられています。本書を代行業者等の第三者に依頼してスキャンやデジタル化することは、たとえ個人や家庭内での利用であっても一切認められておりません。朗読や読み聞かせ動画の無断での配信も著作権法で禁じられています。